RÉPERTOIRE
DU
PHARMACIEN.

RÉPERTOIRE
DU
PHARMACIEN,

CONTENANT tous les Médicamens simples et composés, pharmaceutiques et chimiques, tant anciens que modernes; leurs synonymes français, latins, officinaux et vulgaires; leur nomenclature nouvelle, l'indication des Auteurs et Pharmacopées où on les trouve décrits.

OUVRAGE UTILE AUX PHARMACIENS,

ET A TOUS CEUX QUI SE LIVRENT A L'ART DE GUÉRIR.

PAR ANT. CHEREAU,

PHARMACIEN DE PARIS.

IN TENUI LABOR.

A PARIS,

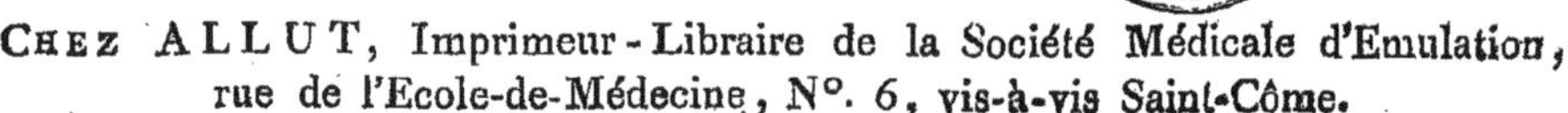

CHEZ ALLUT, Imprimeur-Libraire de la Société Médicale d'Emulation, rue de l'Ecole-de-Médecine, N°. 6, vis-à-vis Saint-Côme.

1810.

AVERTISSEMENT.

J'AI exposé dans le *Prospectus* de cet Ouvrage, les motifs qui m'ont porté à l'entreprendre; ils sont tirés du grand nombre de substances dont la médecine reconnaît l'emploi, et qui du ressort de la Pharmacie doivent se trouver la plupart dans une officine bien pourvue, ou bien être préparées à la voix du médecin qui les prescrit; en second lieu, de la multiplicité des synonymes que le vieil usage a introduits, et qui forment ce qu'on appelle les noms vulgaires, les noms officinaux, auxquels il faut joindre encore ceux que les théories modernes ont créés, et qui composent la nomenclature de l'Ecole Française pour la chimie, et celle de l'immortel LINNÆUS pour la botanique. J'ai vu que la minéralogie avait reçu aussi une nomenclature nouvelle, que presque toutes les parties de l'histoire naturelle avaient la leur, en sorte que la connaissance des dénominations diverses, tant anciennes que modernes, pouvait être à elle seule une science fort étendue, et qu'un ouvrage qui ne s'occuperait exclusivement que de les rassembler, de remonter à leur source, de fournir leur étymologie, donnerait, il est vrai, peu de gloire à son auteur, mais n'en serait pas moins d'une utilité réelle.

C'est d'après ces considérations que j'ai tenté, pour la Pharmacie, ce qu'il serait convenable d'exécuter pour les autres sciences. J'ai pensé être utile et agréable à ceux qui se destinent à l'art que j'exerce par des recherches qui pourraient leur en épargner, aider à leur mémoire, les préserver des erreurs si redoutables dans notre profession, leur rendre tellement familiers ces noms divers des objets continuels de leurs travaux, qu'il n'y ait jamais lieu à hésiter de leur part dans la lecture ou l'exécution des prescriptions médicales, seul moyen de justifier la confiance des maîtres et du public.

Chaque page de ce travail est partagée en quatre colonnes; dans la première sont les noms des auteurs ou pharmacopées, qui traitent de la substance que j'indique, et justifient son insertion au Répertoire; dans la seconde sont les dénominations de genres des médicamens, ou corps considérés comme tels, rangés par ordre alphabétique; la troisième renferme celles des espèces, et dans la quatrième est la nomenclature. J'ai marqué dans chaque colonne, par des parenthèses, tout ce qui s'écarte de son titre. Les auteurs, ou pharmacopées étant indiqués seulement par les lettres initiales de leurs noms, on trouve une table de ces abréviations à la fin de l'ouvrage. Je dois avertir que les bornes du cadre étroit que je me suis prescrit, ne m'ont permis d'admettre, pour la plupart du tems, que la nomenclature botanique de *Linnæus;* je me suis cru dispensé d'indiquer chaque fois le nom de cet illustre naturaliste; mais j'ai eu soin d'écrire en toutes lettres celui des autres auteurs qu'il m'a fallu citer: c'est ainsi qu'on trouve les noms de *Bulliard, Cavanilles, Forskal, Gmelin, Hedwin, Jacquin, Miller, Swartz, Tumberg, Tournefort, Jussieu, Wiledenow,* etc. etc. J'ai réuni dans des tableaux particuliers, les racines, herbes, fleurs, fruits et semences usités. J'ai hasardé une table de réactifs plus complette que celles qui ont paru jusqu'ici; enfin, j'ai cherché à répandre quelqu'intérêt sur ce travail. Je ne me dissimule pas cependant qu'il eût été possible de lui donner plus de développement, d'en faire un traité complet, à l'instar de quelques ouvrages qui portent le nom de Répertoires, et qui m'offraient leurs modèles; de puiser aux bonnes sources, et de l'augmenter de ce que l'érudition et la science présentent de plus intéressant dans les beaux ouvrages des modernes; mais le nouveau Codex qu'on prépare n'est point encore au jour; il nous manque pour la Pharmacie une nomenclature; il est tout au moins raisonnable d'attendre que ces deux objets importans aient paru et fixé nos idées, et plus encore de savoir si ce travail sera suivi de quelques succès, ou honoré d'un peu de bienveillance.

RÉPERTOIRE DU PHARMACIEN.

NOMS DES AUTEURS.			NOMS GÉNÉRIQUES.	NOMS SPÉCIFIQUES.	NOMS SYSTÉMATIQUES.
					A
WIRT.	t.	p. 71.	ABELMOSCH,	*Ambrette.*	*Hibiscus abelmoschus* (semence).
Cod.		15.	ABROTANUM.	*(Plante)*	Nom latin de Aurône.
Cod.		3.	ABSINTHE,	*des Alpes où génépi.*	*Artemisia rupestris, artemisia atrata. Artemisia nana.*
Cod.		3.	Idem.	*grande,*	*Artemisia absinthium* (herbe).
L. D. S.		4.	Idem.	*de mer,*	*Artemisia maritima* (herbe).
Cod.		2.	Idem.	*petite,*	*Artemisia pontica* (herbe).
Cod.		9.	ACACIA.	*d'Allemagne,*	*Prunus spinosa* (suc et fruits). Suc épaissi des prunelles.
GEOFFROI,		107.	Idem.	*Nostras,*	*V.* Acacia d'Allemagne.
Cod.		3.	Idem.	*d'Égypte,*	*Mimosa nilotica.* Le suc épaissi qui exude de l'arbre est la gomme arabique.
Cod.		3.	Idem.	*faux robinier.*	*Robinia. Pseudo-acacia* (écorce, fleurs).
Per.		396.	Idem.	*du Sénégal,*	*Mimosa senegalensis,* donne la gomme du Sénégal.
L. D. S.		5.	ACAJOU.*		V. Fruits (noix d'acajou). *Anacardium occidentale.*
Cod.		3.	ACANTHE.	*Branc-ursine, Pied d'ours.*	*Acanthus mollis* (feuilles).
Cod.		3.	ACETABULUM.		Nom latin de l'Androsace.
Mor.	III.	173.	ACÉTITE **	*d'ammoniaque,*	Sel acéteux ammoniacal. Esprit de Mindérérus.
Cad.	I.	4.	Idem.	*de baryte,*	(Réactif) pour les vinaigres. ***
Mor.	III.	17.	Idem.	*de chaux,*	Sel acéteux calcaire.
Mor.	III.	178.	Idem.	*de cuivre cristallisé,*	Verdet, verdet cristallisé, cristaux de Vénus.
Cad.	I.	8.	Idem.	*de fer.*	Sel acéteux martial.
Mor.	III.	174.	Idem.	*de mercure.*	Terre foliée mercurielle.
Mor.	III.	177.	Idem.	*de plomb cristallisé.*	Sel ou sucre de saturne.
Mor.	III.	175.	Idem.	*» liquide.*	Vinaigre de saturne). Ce médicament se prépare (avec l'oxide blanc de plomb.)
Mor.	III.	175.	Idem.	*» avec la litharge.*	Extrait de saturne. Vinaigre de saturne avec la litharge.
Mor.	III.	170.	Idem.	*de potasse.*	Terre foliée de tartre.
Mor.	III.	172.	Idem.	*de soude.*	Terre foliée minérale. Sel acéteux minéral.
Cod.		12.	ACHE.	*de marais.*	*Apium graveolens,* racine.
Cod.		12.	Idem.	*De montagne.*	Nom de la Livèche.
Cod.		4.	ACHILLEÉ.		Nom de la Jacobée.
L. D. S.		950.	ACHIOTE.		Nom du Rocour ou Rocou.
Mor.	II.	200.	ACIDE.	*acéteux.*	Vinaigre distillé.
Mor.	II.	200.	Idem.	*acétique.*	Vinaigre radical. Esprit de Vénus.
Cad.	I.	21.	Idem.	*arsénieux.*	Arsénic blanc, oxide blanc d'arsénic.

* Cassuvium (Jussieu, 368), le swietenia (Jussieu, 266), produit l'acajou, meuble.

** Cours de Chimie, tom. 1, 4me. édit. vol. 3. pag. 255, pour les combinaisons de l'acide acétique avec les terres et sels.

*** Voyez notre table de Réactifs au mot: — Réactifs.

NOMS DES AUTEURS.			NOMS GÉNÉRIQUES.	NOMS SPÉCIFIQUES.	NOMS SYSTÉMATIQUES.
Cad.	I.	21.	ACIDE.	*arsénique.*	(réactif,) décèle le soufre.
Mor.	II.	245.	Idem.	*benzoïque cristallisé.*	Sel de benjoin, acide du benjoin.
Mor.	II.	246.	Idem.	» *sublimé.*	Fleurs de benjoin, sel de benjoin sublimé, sel sedatif d'Hamberg.
Mor.	III.	81.	Idem.	*boracique.*	Sel sédatif, sel volatil narcotique.
Mor.	II.	288.	Idem.	*camphorique.*	Acide du camphre.
Mor.	III.	83.	Idem.	*carbonique.*	Air fixe, ou phlogistiqué.
Mor.	I.	251.	Idem.	*citrique.*	(Se prépare avec le suc de citron.)
Mor.	III.	79.	Idem.	*fluorique.*	Acide spathique (réactif).
Mor.	I.	242.	Idem.	*gallique.*	Principe astringent (réactif).
Mor.	II.	249.	Idem.	*malique.*	Acide des pommes (réactif).
B. ch.	I.	29.	Idem.	*marin.*	Acide muriatique du commerce.
Fourcroi, Syn.			Idem.	» *déphlogistiqué.*	Acide muriatique oxigéné.
B. ch.	I.	277.	Idem.	» *fumant.*	Acide muriatique fort. Plus chargé de gaz.
Baumé, Tarif.			Idem.	» *dulcifié.*	Acide muriatique dulcifié. Alkool muriatique.
Mor.	III.	72.	Idem.	*muriatique.*	Acide marin ordinaire.
Mor.	III.	74.	Idem.	» *oxigéné.*	Acide marin déphlogistiqué.
Mor.	I.	208.	Idem.	» *de Cruiskank.*	(Pour neutraliser les gaz putrides.)
Mor.	I.	208.	Idem.	» *Extemporané de Chaussier.*	V. gaz.
Mor.	I.	208.	Idem.	» *Extemporané de Guyton-Morveau.*	
Mor.	III.	72.	Idem.	*nitreux du commerce.*	Acide nitrique ordinaire
B. ch.	I.	277.	Idem.	» *citrin.*	Variété d'acide nitrique. Acide nitrique et eau.
Cod.		222.	Idem.	» *dulcifié.*	Alkool nitrique, esprit de nitre dulcifié.
Baumé, Tarif.			Idem.	» *d'épreuve.*	Acide nitrique pur.
Mor.	III.	72.	Idem.	» *fumant.*	Acide nitrique uni à du gaz nitreux.
B. ch.	I.	249.	Idem.	» *par l'arsénic.*	V. Les procédés de Sthall et Kunkel (Macquer, 178.)
Fourc.	III.	360.	Idem.	» *précipité et distillé.*	Précipité par le nitrate d'argent et distillé à une douce chaleur.
Mor.	III.	68.	Idem.	*nitrique pur.*	Retiré du nitrate de potasse par les pharmaciens.
Mor.	III.	68.	Idem.	» *aqueux.*	Acide nitrique ordinaire. Eau forte.
Cod.		222.	Idem.	» *dulcifié.*	Alkool nitrique, esprit de nitre dulcifié.
Mor.	III.	69.	Idem.	» *précipité.*	V. Acide nitrique précipité.
Mor.	III.	76.	Idem.	*nitro-muriatique.*	Eau Régale, acide régalin.
Mor.	I.	252.	Idem.	*oxalique.*	Acide saccharin, acide de l'oseille, acide oxalin.
Mor.	II.	497.	Idem.	*phosphoreux.*	Acide phosphoreux volatil.
Mor.	II.	497.	Idem.	*phosphorique.*	Acide de l'urine.
Mor.	II.	484.	Idem.	*prussique.*	(Réactif) colorant le fer en bleu.
Mor.	II.	248.	Idem.	*succinique.*	Sel volatil de succin.
Mor.	III.	65.	Idem.	*sulfureux.*	Esprit de soufre, acide vitriolique volatil.
Mor.	III.	62.	Idem.	*sulfurique.*	Huile de vitriol, acide vitriolique.
Mor.	III.	64.	Idem.	*sulfurique aqueux.*	Esprit de vitriol, acide vitriolique affaibli.
Mor.	III.	116.	Idem.	« *dulcifié.*	Alkool sulfurique, acide vitrioliq. dulcifié. Eau de Rabel.
Mor.	I.	255.	Idem.	*tartareux, tartarique.*	Acide du tartre.

NOMS DES AUTEURS.			NOMS GÉNÉRIQUES.	NOMS SPÉCIFIQUE.	NOMS SYSTÉMATIQUES.
Mor.	III.	63.	Idem.	*vitriolique.*	Acide sulfurique.
Cod.		273.	Idem.	» *philosophique*,	L'eau première employée pour précipiter la poudre d'Algaroth, et qui a été mise en réserve.
Mor.	III.	116.	ACIDE.	« *dulcifié.*	Alkool sulfuriq., esprit de soufre dulcifié. Eau de Rabel.
M. ch.	I.	264.	Idem.	« *rectifié et concentré.*	Acide sulfurique pur.
Ior.	III.	65.	Idem.	» *sulfureux.*	Acide sulfurique mêlé de gaz sulfureux, esprit de soufre.
Ior.	I.	252.	ACIDULE.	*oxalique.*	Sel d'oseille du commerce.
Ior.	III.	179.	Idem.	*tartareux, tartarique.*	Tartre blanc, tartre rouge. Tartrite acidule de potasse.
or.	III.	180.	Idem.	« *soluble.*	Tartre soluble, crême de tartre soluble. Tartrite de potasse boracin. *
od.		52.	ACIER.	(*limaille d'*).	Fer et carbone, produit de l'art.
irt.		43.	ACMELLE.	*de Ceylan.* (Plante.)	*Spilanthus acmella* (contre les fleurs blanches).
od.		82.	ACONIT	(*napel*).	*Aconitum napellus.*
er.		243.	Idem.	*salutaire.*	*Aconitum anthora.*
od.		4.	ACORUS.	*verus.*	*Acorus calamus.*
Virt.		20.	Idem.	*faux.*	*Iris. pseudo-acorus.* Flambe des marais.
er.		227.	ACTÆA.	*racemosa.*	Herbe Saint-Christophe. *Actœa racemosa.*
er.		228.	ACTÉE.	*en épi.*	*Actœa spicata* (la racine).
D. S.		14.	ADIANTE.	*blanc.*	Nom du Capillaire blanc. *Adianthum album.*
ourc. Syn.			ADIPOCIRE		Matière analogue au blanc de baleine.
od.		120.	ADRAGANTHE.	(*gomme*).	Gomme adragante. V. Gommes.
or.	III.	318.	ÆS USTUM.	*cuivre calciné*, I. ch. 148. B. 129.	Cuivre avec le soufre. Oxide noir de cuivre.
Ch.	II.	582.	ÆTHIOPS.	*antimonial de Majault.*	Fer ressuscité sans fusion.
or.	III.	309.	Idem.	« *de Malouin.*	Sulfure d'antimoine mercuriel.
od.		267.	Idem.	*martial de Lémery.*	Oxide de fer noir.
od.		268.	Idem.	*minéral par le feu.* **	Oxide mercuriel noirâtre.
or.	III.	309.	Idem.	« *sans feu.*	Oxide de mercure sulfuré noir.
od.		5.	AGALLOCHE.	(*arbre*).	*Excœcaria agallocha.*
H. N.	I.	276.	AGALLOCHUM.	(*bois de*).	*l'Agallochum* des Grecs. Parfum délicieux.
od.		5.	AGARIC.	*astringent.*	Nom de l'Agaric de chêne.
od.		5.	Idem.	*blanc du Levant.*	*Boletus larycis*, (la pulpe) purgatif.
er.	II.	520.	Idem.	*mousseron.*	*Agaricus campestris.*
Ph.		100.	Idem.	*de chêne.*	*Boletus igniarius.* Le parenchyme ligneux
Ph.		100.	Idem.	« *préparé.*	Agaric de chêne débarassé de ses fibres ligneuses.
er. 520,		2.	Idem.	*délicieux.*	*Agaricus deliciosus.* (dans la pthisie tuberculeuse).
lib.	I.	458.	Idem.	*fausse oronge.*	*Agaricus muscaricus, amœnita muscaria*, antiépileptiq.
lib.	I.	458.	Idem.	*meurtrier.*	*Agaricus necator*, *A. torminosus*, Schœffer
od.		5.	Idem.	*Minéral lait de lune.*	Argile lithomarge. *Calx gurrh.*
lib.	I.	459.	Idem.	*poivré.*	*Agaricus piperatus* (la poudre).

* Tableaux Synoptiq. par Trommsdorff, cinquième Tabl.

** Æthiops minéral autrement préparé. Lem. ch. par Baron, 199.

NOMS DES AUTEURS.		NOMS GÉNÉRIQUES.	NOMS SPÉCIFIQUES.	NOMS SYSTÉMATIQUES.
Wirt.	5.	AGARIC.	*Trochisque.*	
Cod.	5.	AGERATUM.	*(Plante.)*	Nom de l'eupatoire de Mesué.
Cod.	5.	AGNUS CASTUS.	*(Semence d'.)*	*Vitex agnus castus.*
Cod.	27.	AGRIPAUME.	*(Herbe.)*	*Leonurus cardiaca.*
Cad.		AGUSTINE.	*(Terre.)*	Trouvée dans le béril de Saxe, reconnue pour du phosphate de chaux.
L. D. S.	20.	AHOUAI.	*(Le fruit.)*	*Thevetia ahouai.*
Cod.	6.	AIGREMOINE.	*(Herbe.)*	*Agrimonia eupatoria.*
Cod.	6.	AIL.	*(le bulbe.)*	*Allium sativum.*
L. D. S.	222.	AILE.	*(Boisson)*	Bière d'Angleterre.
Cod.	279.	AIMANT.	*arsénical.*	Sulfure d'antimoine arséniqué.
B. Ph.	114.	Idem.	*broyé.*	Aimant porphyrisé à l'eau.
Per.	544.	Idem.	*commun.*	Morceaux de mine de fer jouissant des propriétés magnétiques.
Cod.	9	Idem	*entier.*	*Ferrum magnes.* Gm. 323.
B. Ph.	114.	Idem.	*porphyrisé.*	(Fer oxidulé.)
Cod.	9.	Idem.	*préparé.*	Comme ci-dessus.
Cod.	81.	AIRELLE.	*(Le fruit.)*	*Vaccinium myrtillus.*
L. D. S.	21.	ALATERNE.	*(Les feuilles.)*	*Rhamnus alaternus.*
Wirt.	7.	ALBATRE.	*calcaire.*	Chaux carbonatée compacte.
		Idem.	*gypseux.*	Chaux sulfatée compacte.
Cod.	6.	ALBUMEN.		Blanc d'œuf.
Mor. Ch. III.	40.	ALBUMINE.		Principe qui se trouve dans les animaux et quelques végétaux.
Cod.	6.	ALBUM GRÆCUM.		Partie blanche de l'excrément du chien sechée et préparée Phosphate de chaux osseux privé de la gélatine.
Wirt.	43.	ALCÉE.	*Mauve sauvage.*	*Malva alcea.*
L. D. S.	25.	ALGUE.		Plantes gélatineuses ou filamenteuses que quelques-uns regardent comme des produits animaux.
D. H. N.		ALIBOUFIER.	*(Arbre)*	Donne le storax. *Stirax officinale.*
L. Ph.	399.	ALIPTA MOSCHATA.		Trochisques aromatiques mélange, de divers aromates.
Per.	214.	ALISIER.	*(Les fruits.)*	*Cratægus aira.*
Cod.	255.	*ALKAEST.	*de Glauber en liqueur.*	La liqueur de nitre fixé.
L. 381, B.	481.	Idem.	*de Glauber sec.*	Potasse silicée en liqueur.
B. Ch. II.	365.		*De Respour.*	Potasse mêlée d'oxide de zinc.
Cod.	256.	Idem.	*De Wan-Helmont.*	Carbonate de potasse. Nitre fixé par les charbons en liqueur un peu concentrée.
Cod.	256.	ALKALI.	*caustique.*	Potasse ou soude caustique.
B. ch. I.	328.	Idem.	*fixe.*	Potasse, soude, à l'état de carbonate.
Cad. II.	713.	Idem.	*phlogistiqué.*	Prussiate de potasse ferrugineux non saturé,

* Les Anciens entendaient par Alkaest dissolvant universel Glauber appelait du nom d'alkaest le kermès mineral et le nitre fixé par le charbon (Traité de Chimie. Malouin, 129).

NOMS DES AUTEURS.		NOMS GENERIQUES.	NOMS SPECIFIQUES.	NOMS SYSTEMATIQUES.
Mor.	483.	Idem.	*très-pur.*	Soude ou potasse purifiée par l'alcohol.
Fourcroy. Syn.		Idem.	*marin.*	Soude.
Fourcroy. Syn.		Idem.	*minéral.*	Soude.
B. Ch. II.	636.	Idem.	*prussien saturé.*	Prussiate de potasse ferrugineux.
Mor.	483.	Idem.	*purifié par l'alcohol.*	Potasse ou soude pure.
B. Ch. II.	344.	Idem.	*de Rotrou préparé.*	Oxide d'antimoine alkalin.
Fourcroy. Syn.		Idem.	*végétal.*	Potasse.
Cod.	216.	Idem.	*volatil.*	Ammoniaque.
Cod.	216.	Idem.	» *concret.*	Carbonate d'ammoniaque cristallisé.
Mor. II.	54.	Idem.	» *fluor.*	Ammoniaque liquide.
B. Ch. II.	77.	Idem.	» *gazeux.*	Gaz ammoniaque.
B. Ch. II.	78.	Idem.	» *liquide.*	Alkali volatil fluor. Ammoniaque liquide.
Fourcroy. Syn.		Idem.	*du tartre.*	Carbonate de potasse non saturé.
Fourcroy. Syn.		Idem.	» *caustique.*	Ammoniaque liquide plus chargé de gaz.
Mor. II.	54.	Idem.	*du tartre caustique.*	Pierre à cautère. Potasse caustique.
et suivans.		Idem.	*en liqueur.*	Huile de tartre par défaillance.
		Idem.	» *purifié.*	Potasse purifiée par l'alcohol.
Wirt.	21.	ALKANA.	*(plante).*	V. Orcanette.
Per.	81.	ALKEKENGE.	*(plante).*	*Physalis alkekengi.* Herbe, baies, semences.
Mor. Ch. III.	225.	ALCOHOL.		Esprit de vin.
		Idem.	*d'absinthe.*	V. Esprit, etc.
Mor. XI.	252.	Idem.	*d'angélique,*	V. Esprit.
Mor. XI.	252.	Idem.	*aqueux.*	Eau de vie Résultat d'une première distillation du vin
Cod.	212.	Idem.	*camphré.*	Esprit de vin camphré.
Cod.	211.*	Idem.	*camphré, aqueux.*	Eau de vie camphrée.
Mor. III.	117.	Idem.	*muriatique.*	Esprit de sel dulcifié. Acide muriatique dulcifié.
Mor. III.	117.	Idem.	*nitrique.*	Esprit de nitre dulcifié.
Mor. III.	112.	Idem.	*de potasse.*	Teinture âcre de sel de tartre. Lilium de Paracelse.
Cod. I.	206.	Idem.	*rectifié.*	Esprit-de-vin rectifié.
Mor.	249.	Idem.	*résineux.*	Teintures spiritueuses. Baumes, essences.
Mor. III.	116.	Idem.	*sulfurique.*	Esprit de soufre dulcifié. Acide sulfurique dulcifié. Eau de Rabel.
Per.	113.	ALLAMANDA.	*Cathartica (plante).*	Tonique, cathartique (les feuilles).
Cod.	89.	ALLELUIA.	*Pain de coucou.*	*Oxalis acetosella.* Donne le sel d'oseille.
Cod.	6.	ALLIAIRE.	(*l'herbe*).	*Alliaria, erysimum alliaria.*
Per.	179.	ALOE.	*spicata.*	Donne de l'Aloès.
Per.	178.	ALOES.	*cabalin.*	Produits, dit-on, de *l'aloe perfoliata.*
Per.	178.	Idem.	*hépatique.*	Plus résineux que le précédent.
Wirt.	5.	Idem.	*lavé.*	Aloès privé d'une certaine portion de résine.
Wirt.	119.	Idem.	*lucide.*	Nom donné aux morceaux d'Aloès transparens.
Wirt.	5.	Idem.	*purifié.*	V. Aloès lavé.

* On trouve encore dans le Codex la formule d'un esprit de vin camphré pour les embaumemens. Cod. 164.

NOMS DES AUTEURS.		NOMS GENERIQUES.	NOMS SPÉCIFIQUES.	NOMS SYSTEMATIQUES.
Wirt.	5.	Idem.	*rosat.*	Aloès dissous dans le suc de roses.
Cod.	6.	Idem.	*succotrin.*	*Aloe perfoliata. Aloe spicata.*
Wirt.	5.	Idem.	*trempé.*	Aloès dissous dans des sucs de plantes et réduit en extrait.
B. Ph.	561.	Idem.	*violat.*	Aloès dissous dans du suc de violettes.
Cod.	106.	ALPHOENIC.	*et Pénide.*	Préparations diverses dont le sucre est la base.
Per.	32.	ALPISTE.	*Grain de Canarie.*	*Phalaris canariensis.*
Mor. Ch. I.	350.	ALUMINE.		Terre simple. Base des argiles, des aluns.
Mor. Ch. II.	43.	ALUN.		Sulfate acide d'alumine et de potasse.
Cod.	11.	Idem.	*calciné.*	Sulfate acide d'alumine et de potasse privé d'eau de cristallisation.
L. D. S.	462.	Idem.	*Catin.*	Cendre de végétaux alkalins calcinés.
Cod.	7.	Idem.	*crud.*	Sulfate acide d'alumine et de potasse.
		Idem.	*de fabrique.*	Sulfate acide d'alumine, de potasse et d'ammoniaque, que l'on prépare dans diverses fabriques.
Cod.	7.	Idem.	*de glace.*	Alun en beaux cristaux transparens et brillans.
Wirt.		Idem.	*de plume.*	Efflorvescence saline qu'on trouve dans les cavernes et sur quelques fentes de rochers. Tantôt c'est de l'alun, quelquefois du sulfate de zinc. Sulfate d'alumine fibreux.
Per.	518.		» *faux.*	*Asbestus maturus* Gm. 73. *Amyanthus plumosus.*
Cod.	2.	Idem.	*purifié.*	Sulfate acide d'alumine et de potasse purifié.
Cod.	7.	Idem.	*de roche.*	Son nom lui vient de la ville de Roche où il se fabriquait.
Cod.	7.	Idem.	*purifié.*	Plus pur.
Cod.	7.	Idem.	*de Rome.*	Très-dense et le plus pur.
Wirt.	6.	Idem.	*de sucre.*	(Pour les collyres et cosmétiques.)
Cod.	254.	Idem.	*Teint. de Mynsicht.*	Alun et sang-de-dragon fondus ensemble.
L. D. S.	3.	ALVINE.	*(Plante).*	C'est l'absinthe.
Bom. Hist. nat.		AMADOU.	*l'agaric du chêne.*	Se prépare avec le *boletus igniarus* (le parenchyme).
Cad. I.	226.	AMALGAMES.	*d'argent.*	Arbre de Diane. Il sert à argenter le cuivre.
Cad. I. II.	238.	Idem.	*de bismuth.*	Mercure et bismuth.
Cad. I.	226.	Idem.	*de cuivre.*	Alliage de mercure, cuivre et zinc.
Cad. I.	238.	Idem.	*d'étain.*	Mercure et étain. Boules d'étain. Il sert à frotter les coussinets de la machine électrique.
Cad. I.	239.	Idem.	*d'or.*	Mercure et or. Pour la dorure en or.
Cad. I.	240.	Idem.	*de zinc.*	Mercure et zinc.
Cod.	9.	AMANDES.	*amères.*	*Amygdalus amara.*
Cod.	9.	Idem.	*douces.*	*Amygdalus communis.*
L. D. S.	34.	AMBRE.	*blanc.*	Sorte de succin de couleur blanche transparente.
Cod.	7.	Idem.	*gris en coque.*	*Ambra ambrosiaca.*
Cod.	7.	AMBRE.	*gris sans coque.*	*Ambra ambrosiaca.*
Wirt.	18.	Idem.	*jaune.*	Succin, *Karabe. Succinum electrum.*
Wirt.	115.	Idem.	*liquide.*	

NOMS DES AUTEURS.		NOMS GENERIQUES.	NOMS SPECIFIQUES.	NOMS SYSTEMATIQUES.
Per.	671.	Idem.	*noir.*	*Ambra vulgatior.*
Wirt.	71.	AMBRETTE.	(semences.)	Hibiscus abelmoschus.
L. D. S.	444.	Idem.	*sauvage.*	V. *Jacée.*
L. D. S.	35.	AMBROISINE.		V. *Thé du Mexique.*
Wirt.	212.	AME.	*de rhubarbe.*	Alcohol aqueux de rhubarbe. Teinture de rhubarbe.
Wirt.	10.	AMÉTHYSTE.		Quartz hialin violet. V. *Pierres.*
Cod.	9.	AMIDON.	(fécule.)	Produit du *triticum hybernum* et autres graminées.
B. Ph.	143.	Idem.	*de froment.*	*De pommes de terre.* V. *Fécule.*
Per.	140.	AMMI.	(seme ice.)	Sison ammi.
Per.	112.	Idem.	*de Candie.*	*Lagoecia cuminoides.*
Cod.	8.	AMMONIAQUE.		Alkali volatil. Alkali fluor.
Cod.	8.	AMMOMUM.	*en grappes.*	Cru venir du *Myrtus pimenta.*
B. Ph.	719.	AMULETTES.		Médicamens qu'on suspend au cou des enfans.
L. D. S.	35.	AMIANTHE.	*ou asbeste flexible.*	*Asbestus amyanthus.*
Per.	213.	ANACARDE.	*occidental.*	*Anacardium occidentale.*
Cod.	156.	Idem.	*oriental.*	*Avicennia tomentosa.*
Per.	218.	ANAGYRIS.	(*plante*).	*Anagyris fœtida* feuilles, semences).
Per.	168.	ANANAS.		*Bromelia ananas.* (Fruit, écorce extérieure.)
L. D. S.	42.	Idem.	*gros blanc.*	*Bromelia hemispherica.*
L. D. S.	42.	Idem.	*Pain de sucre.*	» *nudicaulis.*
L. D. S.	42.	Idem.	*Pitte.*	» *chrysantha.*
L. D. S.	42.	Idem.	*Pomme de rainette.*	» *lingulata.*
Cod.	12.	ANCOLIE.	(*plante*).	*Aquilegia vulgaris.* (Herbe fleur, semences.)
Cod.	9.	ANDROSACE.	*Polypier.*	*Tubularia acetabulum.* Gm. 3833.
Geoffroi.	39	Idem.	*Madrépore.*	*Madrepora.*
Per.	113.	ANÉMONE.	(*plante*).	*Anemone pulsatilla.*
Per.	251.	Idem.	*des bois.*	» *nemorosa.*
Cod.	9.	ANET.	(*plante*).	(Semence.) *Anethum graveolens.*
Cod.	10.	ANGÉLIQUE.	*de Bohême.*	*Angelica archangelica.*
Per.	138.	Idem.	*sauvage.*	» *Silvestris* (Racines, herbes, semences.)
Per.	309.	ANGUSTURA.	*Tulipier glauque.*	(Écorce) *Magnolia glauca* ou *brucea ferruginea* (l'Héritier) ou *anti-dyssenterica* (Muller).
L. D. S.	48.	ANIL.	(*plante*).	V. Indigo.
Cod.	10.	ANIS.	*étoilé* (badiane).	*Illicium anisatum. Illicium floridanum.*
Wirt.	37.	Idem.	*laxatif.*	Ou confection laxative d'anis.
Baumé, Tarif.		Idem.	*de Verdun.*	Ou dragées à l'anis Anis couvert.
R. P.		Idem.	*vermifuge.*	Pastilles vermifuges anisées.
Cod.	10.	Idem.	*vert* (semence)	*Pimpinella anisum.*
B. Ph.	454.	ANISETTE.	*de Bordeaux.*	Liqueur de table.
Cod.	11.	ANTHORA.	(*plante*).	(Racines) *Aconitum anthora.*
Per.	243.	Idem.	*Aconit salutaire.*	Même plante que ci-dessus.
Per.	218.	ANTI-CHOLERICA.		*Saphora heptaphylla.* (Racines, semence).

NOMS DES AUTEURS.		NOMS GENERIQUES.	NOMS SPECIFIQUES.	NOMS SYSTEMATIQUES.
Cod.	277.	ANTI-HECTIQUE	*de Potérius.*	Oxide triple tenant du fer, de l'étain et de l'antimoine.
			Céruse d'Ant. solaire. (L. Ch.-p. Baron).	
Cod.	11.	ANTIMOINE.		Sulfure d'antimoine natif.
B. Ph.	114.	Idem.	*broyé.*	Sulfure d'antimoine broyé.
L. Ch. 293. B.	267.	Idem.	*calciné.*	Oxide d'antimoine sulfuré.
Cod.	11.	Idem.	*crud.*	Sulfure d'antimoine natif.
Cod.	277.	Idem.	*diaphorétique.*	Oxide d'antimoine blanc par le nitre.
Cod.	9.	Idem.	*lavé.*	*Idem.*
Cod.	277.	Idem.	*non lavé.*	Oxide d'antimoine alkalin.
Wirt.	7.	Idem.	*martial.*	Oxide d'antimoine ferrugineux.
Ch. L.	275.	Idem.	*solaire.*	(Ou stomachique de Potérius.) Oxide triple tenant de l'antimoine, du fer et de l'or.
Cod.	11.	Idem.	*de Hongrie et Poitou.*	Sulfures d'antimoine natifs.
Cod.	11.	Idem.	*natif.*	*Stibium nativum. Stibium stibium.* Gm. 199.
Mor. III.	278.	Idem.	*métal.*	Régule d'antimoine. Antimoine des chimistes.
Mor. III.	278.	Idem.	*Porphyrisé.*	Sulfure d'antimoine porphyrisé.
B. Ph.	21.	AOUARA.	*(Elais guineensis).*	*V.* fruit. Amande du fruit qui donne l'huile de palme.
Cod.	11.	APALACHINE.	*(feuilles.)*	*Cassine peragua, ilex vomitoria.*
Cod.	283.	AQUILA ALBA.	*Sel mercuriel.*	Muriate et mercure. Mercure doux.
D. H. N.	508.	AQUILICE.	*des Indes.*	Bois de source. *Aquilicia sambucina.*
D. H. N.	508.	ARACHIDE.	*Arachis hypogea.*	*Hypocarpogea. Mani manovi.* L'huile d'arachis.
Per.	524.	ARACK.	*(Liqueur.)*	Alcohol retiré du suc de coco fermenté.
Geoffroi.	636.	ARBOUSIER.		*Arbutus unedo.*
L. D. S.	15.	Idem.	*de Candie.*	*Arbutus andrachne.*
L. D. S.	540.	ARBRE.	*du Brésil.*	*Mangaïba.*
Cod. I.		Idem.	*de la cire.*	Cire de la Louisiane. *Myrica gale.*
Mor. III.	336.	Idem.	*de Diane.*	Amalgame d'argent cristallisé.
L. ch.	112.	Idem.	*philosophique.*	Nom de l'arbre de Diane.
Cad. I.	321.	Idem.	*de Saturne.*	Alliage de plomb et de zinc.
L. D. S.	70.	Idem.	*triste.*	*Nyctantes arbor tristis.*
D. H. N. II.	451.	Idem.	*du vernis.*	(De vernis). *Terminalia vernix.*
L. D. S.	261.	ARCANSON.		Résidu de la distillation de l'esprit de térébenthine.
Cod.	271.	ARCANE.	*corallin.*	Oxide de mercure rouge par l'acide nitrique. Mercure précipité rouge.
Cod.	262.	ARCANUM.	*duplicatum.*	Sel duobus, sulfate de potasse, nom ancien du résidu de la décomposition du nitre par l'acide sulfureux.
Cod.	59.	ARDOISE.	*(la poudre d'.)*	Schiste tégulaire, *ardesia tegularis.*
Cod.	13.	AREC.		(fruit) *Areca cathecu.*
Cod.	14.	ARGENT.	*corné.*	Lune cornée, muriate d'argent fondu.
»		Idem.	*de coupelle.*	Argent pur, pour la pierre infernale.
»		Idem.	*en feuilles.*	Pour argenter les pilules.
Mor. III.	335.	Idem.	*fulminant.*	Oxide d'argent ammoniacal.

NOMS DES AUTEURS.	NOMS GÉNÉRIQUES.	NOMS SPÉCIFIQUES.	NOMS SYSTÉMATIQUES.
Cad. I. 336.	Idem.	*Mussif.*	Alliage d'étain, de bismuth et de mercure.
B. ch. III. 25.	Idem.	*Précipité de l'acide nitreux par l'alkali fixe.*	Oxide d'argent.
B. ch. III. 28.	Idem.	» *de l'acide nitreux par le cuivre.*	Argent à son état métallique (assez pur.)
B. ch. III. 27.	Idem.	» *de l'acide nitreux par le foie de soufre.*	Argent et soufre. Sorte de sulfure d'argent.
B. ch. III. 27.	Idem.	» *de l'acide nitreux par le sel neutre arsenical.*	Argent minéralisé. Espèce de mine d'argent rouge artificielle.
Cod. 14.	Idem.	*Pur.*	Argent de coupelle.
Mor. II. 574.	Idem.	*Ressuscité de la lune cornée.*	Argent repris du muriate d'argent, plus pur que l'argent de coupelle.
Mor. II. 558.	Idem.	*Sulfuré ou blanckmal.*	Sulfure d'argent artificiel. Mine d'argent artificielle retirée de la combinaison de l'argent et du soufre.
Cod. 14.	Idem.	*Vif ou mercure.*	Vif argent. Mercure. *Hydrargirum.*
Cod. 13.	ARGENTINE.	*(Plante).*	*Potentilla anserina.*
Cod. 14.	ARGILE.	*(glaise).*	Terre à potier. Mélange d'argile, d'alumine et de Silice.
B. Ph. 118.	Idem.	*Préparée.*	Idem. Préparée.
	Idem.	*Schisteuse.*	Tégulaire. *V.* Ardoise, Schiste graphique, pierre noire.
Cod. 14.	ARISTOLOCHE.	*Clematite.*	(La racine). *Aristolochia clematitis.*
Per. I. 424.	Idem.	*à Feuilles de lierre.*	*Aristolochia triloba.* Les jeunes pousses.
Cod. 14.	Idem.	*Longue.*	Idem. *longa*, (racine).
Cod. 14.	Idem.	*Menue.*	Idem. *Pistolochia.*
Cod. 14.	Idem.	*Ronde.*	Idem. *rotunda*, (racine).
Cod. 14.	Idem.	*(des Vignes ou sarrasine).*	C'est l'Aristoloche clematite.
Cod. 13.	ARMOISE.	*(Herbe de st.-Jean).*	*Artemisia vulgaris.* Herbe, sommites.
Cod. 15.	ARNICA.	*(Tabac de Vosges).*	*Arnica Montana.* Les fleurs.
Cod. 11.	ARRÊTE-BŒUF.	*(ou bugrane).*	*Ononis spinosa.* La racine, l'herbe.
Wirt. 132.	ARRÊTES DE MURENE.		*Murœna helena.* Cuvier. 229. Poissons.
Cod. 16.	ARROCHE.	*(bonne-dame).*	*Atriplex hortensis.*
Cod. 16.	Idem.	*puante.*	*Chenopodium vulvaria.*
Mor. III. 265.	ARSENIATE.	*de potasse.*	(Sel neutre arsenical de Macquer) arseniate acidule de potasse.
Cod. 15.	ARSENIC.	*Blanc.*	(Chaux d'arsenic. Acide arsenieux) oxide blanc d'arsenic.
Cod. 17.	Idem.	*Jaune, Orpiment.*	Oxide d'arsenic sulfuré jaune.
Wirt. 12.	Idem.	*Rouge. realgal.*	Oxide d'arsenic sulfuré rouge.
Cod. 36.	ARTICHAUT.		*Cynara scolymus.*
L. D. S. 246.	Idem.	*Sauvage.*	C'est le chardon Marie.
Cod. 15.	ARUM.	*(pied de veau).*	*Arum maculatum*, (racine, herbe, fécule).
Per. 32.	ARUNDO.	*(Roseau a balai).*	*Arundo phragmites*, (la racine).
Cod. 15.	ASARUM.	*(Oreille d'homme).*	*Asarum europœum*, (racine, feuilles).
Cod. 15.	ASCLEPIAS.	*(Dompte-venin).*	*Asclepias vincetoxicum.*
Cod. 16.	ASPALATE.	*(Bois d').*	*Aspalatus spinosa.*

NOMS DES AUTEURS.		NOMS GÉNÉRIQUES.	NOMS SPÉCIFIQUES.	NOMS SYSTÉMATIQUES.	
Cod.	16.	ASPERGE.		*Asparagus officinalis*, (racine).	
Cod.	16.	ASPHALTE.	(*Bitume de Judée*).	*Bitumen Asphaltum.*	
Per.	142.	ASPHODELE.	(*Asphodele rameuse*).	*Asphodelus ramosus.* (La bulbe) mêmes propriétés à-peu-près que l'oignon de scille.	
Cod.	16.	ASSA FŒTIDA.	(*Gomme résine*).	*Ferula assa fœtida.*	
Cod.	16.	ATRACTILIS.	(*Chardon bénit des parisiens*).	*Centaurea benedicta.*	
Cod.	16.	ATRIPLEX.		Nom latin de l'Arroche, ou bonne-dame.	
Geoffroi.	384.	AUBE-EPINE.	(*Epine blanche*).	*Cratægus oxiacantha.*	
L. D. S.	301.	AUBIFOIN.		Nom du Bluet.	
Cod.	6.	AUNE.	(*Arbre*).	*Betula alnus.* (l'Ecorce. Le fruit).	
Cod.	49.	AUNÉE.	(*Enule campane*).	*Inula helenium.* (La racine).	
Cod.	1.	AURONE.	(*mâle*).	*Artemisia abrotanum.* (Les boutons, les feuilles).	
Cod.	2.		*des Champs.*	*Artemisia campestris.* (Idem).	
Cod.	2.		*Femelle.*	V. Santoline.	
Per.	41.	AURICULAIRE.		*Hediotis auriculata.*	
Cod.	16.	AVELINE.	(*Fruit*).	Amande du *corilus avellana.* (Son huile fixe).	
D. H. N.	t. I.	AVOCATIER.	(*Arbre*).	Les feuilles (D'.) *Laurus Persea.* Entre dans l'élixir Américain.	
Cod.	16.	AVOINE.		*Avena sativa.* Dépouillée de son écorce et concassée grossièrement, donne du gruau.	
L. D. S.	96.		*Blanche.*	*Avena ativ alba.*	
Wirt.	137.	AXONGE.*	*D'anguille.*	*Murœna anguilla.*	Cuvier. 327.
Cod.	18.		*de Blaireau.*	*Ursus meles.*	Cuvier. 111.
Wirt.	137.		*de Brochet.*	*Esox lucius.*	Cuvier. 367.
Wirt.	137.		*de Caille.*	*Tetrao coturnix.*	Cuvier. 242.
Wirt.	137.		*de Canard.*	*Anas boschus.* Oiseaux.	Cuvier. 273.
Wirt.	137.		*de Castor.*	*Castor fiber.* Mammifères.	Cuvier. 135.
Wirt.	137.		*de Chapon.*	Variété du *phasianus gallus.* Oiseaux. Cuvier. 245.	
Wirt.	137.		*de Chat privé.*	*Felis catus domesticus.* Mammifères. Cuvier. 119.	
Wirt.	137.		*de Chat sauvage.*	*Felis catus.* Idem.	
Wirt.	137.		*de Cheval.*	*Equus cavallus.* M. Solipèdes. Cuvier. 168.	
Wirt.	139.		*de Chien.*	*Canis familiaris.* Mammifères. Cuvier. 120.	
Wirt.	137.		*de Cigogne.*	*Ardea alba.* Oiseaux. Cuvier. 255.	
Wirt.	137.		*de Col de cheval.*	*Equus cavallus.* M. Solipèdes. Cuvier. 168.	
Wirt.	137.		*de Couleuvre.*	*Coluber natrix.* Reptiles. Cuvier. 299.	
Wirt.	137.		*de Héron.*	*Ardea cinerea.* Oiseaux. Cuvier. 255.	
Wirt.	137.		*d'Homme.*	*Homo sapiens.* Mammifères. Cuvier. 21.	
Wirt.	137.		*de Lapin.*	*Lepus cuniculus.* Mammifères. Cuvier. 131.	
Wirt.	137.		*de Lievre.*	*Lepus timidus.* Mammifères. Cuvier. 131.	

* On n'emploie guères à présent de toutes ces Axonges que celles de blaireau, de cerf (ou moelle), d'homme, d'ours, de vipère.

NOMS DES AUTEURS.		NOMS GÉNÉRIQUES.	NOMS SPÉCIFIQUES.	NOMS SYSTÉMATIQUES.
Wirt.	137.		*de Loup.*	*Canis lupus.* Mammifères. Cuvier. 121.
Wirt.	137.		*de Marmotte.*	*Arctomis marmota.* Mammifères. Cuvier. 121.
Cod. 18. W.	137.		*d'Oie.*	*Anas anser.* Oiseaux. Cuvier. 272.
W. 137. Cod.	18.		*d'Ours.*	*Ursus arctos.* Mammifères. Cuvier. 111.
Cod.	18.		*de Porc.*	*Sus Scrofa.* M. Pachydermes. Cuvier. 150.
Cod.	18.		*de Poule.*	*Phasianus gallus.* Oiseaux. Cuvier. 245.
Cod.	18.		*de Renard.*	*Canis vulpes.* Mammiferes. Cuvier. 121.
Cod.	18.		*de Vipère.*	*Coluber beres.* Reptiles. Cuvier. 297.
Alib. I.	159.	AYA-PANA.	*(plante du Brésil.)*	Racines. Tiges. Feuilles.
L. D. S.	106.	AZÉROLIER.	*(arbre.)*	V. Néflier.
Cod.	67.	AZUR.	*(Pierre d'.)*	*Cuprum lazuli*, donne l'outremer.

B.

NOMS DES AUTEURS.		NOMS GÉNÉRIQUES.	NOMS SPÉCIFIQUES.	NOMS SYSTÉMATIQUES.
Cod.	43.	BACILLE.	*(fenouil marin.)*	Nom de la perce-pierre.
L. D. S.	734.	BACINET.		Nom de la renoncule bulbeuse.
Cod.	10.	BADIANE.	*de la Chine.*	Nom de l'anis étoilé.
Alib. II.	145.		*Parviflore.*	*Illicium parviflorum*, badiane de la Floride.
D. H. N.	21.		*rouge.*	*Illicium floridanum.* Nota. Les fruits de ces deux badianes aussi aromatiques que ceux de la badiane de la Chine.
Cod.	40.	BAGUENAUDIER.	*faux séné.*	*Coluteà arborescens*, (les fruits.)
Cod.	6.	BAIES.	*d'Alkekenge.*	Pericarpe charnu du *Physalis Alkekengi.*
Cod.	20.		*de Berberis.*	*Berberis vulgaris*, (pour le sirop.)
Per.	131.		*de chamœmorus.*	*Rubus chamœmorus.*
Per.	39.		*du fagara.*	*Fagara pteropta.*
Schw. I.	101.		*de Genievre.*	*Juniperus communis*, (pour l'extrait.)
Wirt.	89.		*de laurier.*	*Laurus nobilis*, (pour l'onguent.)
Wirt.	89.		*de Lierre.*	*Hedera terrestris.*
Wirt.	90.		*de Myrte.*	*Myrtus communis.*
Wirt.	90.		*de myrtile ou airelle.*	*Vaccinium myrtillus.*
Schw. I.	102.		*de nerprun.*	*Rhamnus catharticus*, (pour le rob, le sirop.)
Per.	221.		*de norland.*	*Rubus areticus.*
Wirt.	90.		*de raisin de renard.*	*Paris quadrifolia.*
Wirt.	89. 91.		*de sureau.*	*Sambucus niger*, (pour le rob, l'extrait.)
Wirt.	91.		*d'yeble.*	*Sambucus ebulus.*
Cod.	97.	BALAUSTES.	*(fleurs du grenadier.)*	*Punica granatum.*
L. D. S.	108.	BALLOTE.		Nom du Marrube noir.
L. D. S.	112.	BAMBOU.	*roseau des Indes.*	*Arundo bambos.* Le sucre de bmbou. Tabaxir.

Nota. Le B. Olly, *bambos arundinacea* et le B. Lelebe. B. *Verticillata*, sont les deux espèces principales.

NOMS DES AUTEURS.		NOMS GÉNÉRIQUES.	NOMS SPÉCIFIQUES.	NOMS SYSTÉMATIQUES.
L. D. S.	113.	BANGUE.	*(plante de l'Inde).*	Analogue au maslac des Turcs. Graine et feuilles.
L. D. S.	888.	BARBE.	*de bouc.*	*Tragopogon pratense.* (La racine.)

NOMS DES AUTEURS.		NOMS GÉNÉRIQUES.	NOMS SPÉCIFIQUES.	NOMS SYSTÉMATIQUES.
L. D. S.			*de chèvre.*	*Clavaria coralloides*, (champignon.)
L. D. S.	114.		*de Jupiter.* (*Arbrisseau.*)	*Anthyllis barba jovis.* (La plante.)
L. D. S.	712.		*de renard.*	*Astragalus tragacantha.*
L. D. S.	301.	BARBEAU.		V. Bluet.
Cod.	110.	BARBOTINE.		*Artemisia contra.* V. Cyna.
Cod.	18.	BARDANE.		*Arctium lappa.* (Racine. Semence.)
		BARILLE.	*espagnole.*	Une des plantes qui fournit la soude. *Salsola sativa.*
L. D. V.	693.	BARRAS.		Suc résineux qui se sèche en coulant du Pin maritime.
		BARYTE.	(*Spath pesant.*)	Ou terre pesante, terre alkaline. Baryte.
Cod.	85.	BASILIC.		*Ocymum Basillicum.* (herbe.)
B. Ph.	670.	BATONS.	*de Corail.*	Poudre dentifrique en petits cylindres.
Wirt.	28.		*de réglisse blanche.*	
Wirt.	28.		» *Jaune.*	
Bomar.	113.	BAUDRUCHE.		Pellicule d'un boyau de bœuf apprêté.
Lem. Ph.	924.	BAUME.	*d'Absinte de Mynsicht.*	Huile composée d'absynthe de Mynsicht.
Cod.	145.	Idem.	*d'acier ou d'aiguilles.*	Acétate de fer huileux avec excès d'oxid. noir de fer.
Cod.	144.	Idem.	*Acoustique.*	
Cod.	145.	Idem.	*d'aiguilles ou d'acier.*	Comme ci-dessus.
Lem. Ph.	924.	Idem.	*d'angélique de Sennert.*	
Lem. Ph.	941.	Idem.	*Anodin.*	
R. P.		Idem.	*anti-asthmatique.*	
R. P.		Idem.	*anti-hémorrhoïdal.*	
Lem. Ph.	949.	Idem.	*anti-podagrique.*	
Cod.	144.	Idem.	*apoplectique du Codex.*	
Lem. Ph.	921.	Idem.	» *d'Ettmuller.*	
Lem. Ph.	954.	Idem.	» *de Lemery.*	
Cod.	155.	Idem.	*d'arceus.*	
Lem. Ph.	922.	Idem.	*aromatique de Mynsicht.*	
Lem. Ph.	949.	Idem.	*de Bateus.*	(Anodin de.)
Lem. Ph.	927.	Idem.	*Bezoardique.*	
Lem. Ph.	927.	Idem.	» *d'Angelus Sala.*	
Lem. Ph.	927.	Idem.	*blanc artificiel.*	
Cod.	1.	Idem.	*de Canada.*	*Du Pinus balsamea.*
Wirt.	29.	Idem.	*de canelle.*	
Lem. Ph.	953.	Idem.	*Céphalique d'Angelu Sala.*	
Lem. Ph.	953.	Idem.	» *d'Italie.*	
Wirt.	29.	Idem.	» *de Saxe.*	
Cod.	145.	Idem.	*Chalybé ou d'acier.*	
Lem. Ph.	931.	Idem.	*de Christ de Paracelse.*	
Lem. Ph.	952.	Idem.	*de civette de Mynsicht.*	
Cod.	241.	Idem.	*du Commandeur.*	

NOMS DES AUTEURS.		NOMS GÉNÉRIQUES.	NOMS SPÉCIFIQUES.	NOMS SYSTÉMATIQUES.
B. Ph.	309.	BAUME.	*de Condom.*	(B. de Vinceguère de Leictour).
Cod.	17.	Idem.	*de Copahu.*	*Copaifera officinalis.*
Lem. Ph.	925.	Idem.	*Cordial de Sennert.*	
Wirt.	32.	Idem.	*de Dippel liquide.*	(Liqueur végétale vulnéraire).
Wirt.	16.	Idem.	*des Embrions.*	V. Eau d'Embrions.
Lem. Ph.	937.	Idem.	*d'Espagne.*	
B. Ph.	593.	Idem.	*de Feuillet (Mlle.)*	(B. vert de Metz).
Cod.	231.	Idem.	*de Fioraventi huileux.*	Huile de Fioraventi (mediate).
Cod.	231.	Idem.	*Idem, Noir.*	Huile empyreumatique de Fioraventi.
Cod.	231.	Idem.	*Idem, spiritueux.*	Alcohol de Fioraventi.
R. P.		Idem.	*de Fourcroy.*	C'est le baume De la Borde.
Lem. ph.	941.	Idem.	*de la Framboisière.*	
Alib.	II. 321.	Idem.	*de gayac.*	Alcohol de gayac composé.
Buchan. med. dom.		Idem.	*de Geneviève.*	(Baume de Montevideo.
Wirt.	29.	Idem.	*de girofle.*	
Lem. ph.	929.	Idem.	*de Guidon.*	
Wirt.	32.	Idem.	*d'Hoffmann (de vie).*	
Lem. ph.	937.	Idem.	*d'Houllier.*	
Cod.	142.	Idem.	*hypnotique.*	
Lem. ph.	928.	Idem.	*Idem, de Mynsicht.*	
Cod.	143.	Idem.	*hystérique.*	
Lem. ph.	954.	Idem.	*Idem, de Penicher.*	
Lem. ph.	932.	Idem.	*d'Italie.*	
Lem. ph.	942.	Idem.	*de Jacques Pinto.*	
Per.	I. 329.	Idem.	*des jardins (plante).*	*Mentha gentilis.* Menthe baume.
Per.	I. 495.	Idem.	*de Judée.*	B. de la Mecque. *Amyris opobalsamum.*
R. P.		Idem.	*De la Borde.*	(Contre les maux et crevasses du sein).
Wirt.	29.	Idem.	*de Lavande.*	
Cod.	232.	Idem.	*de Leictour.*	Ou de Vinceguère.
Cod.	142.	Idem.	*de Leucatel.*	
Per.		Idem.	*de liquidambar.*	*Liquidambar styraci flua, ou styrax liquidambar.*
Wirt.	30.	Idem.	*Magique.*	
Lem. ph.	954.	Idem.	*Magistral de Bateus.*	
Cod.	18.	Idem.	*Marie (Sainte).*	*Calophyllum calaba. Calophyllum inophyllum.*
Wirt.	30.	Idem.	*de marjolaine.*	
Cod.	18.	Idem.	*de mecha.*	Nom du baume de la Mecque.
Cod.		Idem.	*de la Mecque.*	*Amyris opobalsamum.* Quelques-uns ont nommé la plante qui produit ce baume, *Balsamea mecanesis.*
Lem. ph.	938.	Idem.	*des médecins de Florence.*	
Wirt.	32.	Idem.	*de Mindérérus.*	
Wirt.	32.	Idem.	*Idem. Réformé.*	

NOMS DES AUTEURS.		NOMS GÉNÉRIQUES.	NOMS SPÉCIFIQUES.	NOMS SYSTÉMATIQUES.
Lem. ph.	950.	BAUME.	*de Muller contre la goutte.*	
Wirt.	50.	Idem.	*de muscades.*	
Lem. ph.	957.	Idem.	*néphrétique de Fuller.*	
B. Ph.	594.	Idem.	*Nerval.*	
Cod.	147.	Idem.	*Odontalgique.*	
Cod.	147.	Idem.	*Oppodeltoch.*	Alcohol oppodeltoch.
Swed. ph.		Idem.	*Idem. Anglais.* *	Alcohol oppodeltoch Anglais.
Lem. ph.	956.	Idem.	*de palme.*	
B. Ph.	598.	Idem.	*de Pareira-Brava.*	
Cod.	18.	Idem.	*du Pérou en coque.*	*Myroxilon peruiferum.*
Per.	I. 227.	Idem.	*Idem, blanc.*	
Wirt.	116.	Idem.	*Idem, noir.*	Ou liquide.
Wirt.	116.	Idem.	*Idem, liquide.*	Ou noir.
Cod.		Idem.	*Idem, sec.*	Ou de Tolu. *Toluifera-Balsamum.*
Lem. ph.	918.	Idem.	*polychreste.*	
Lem. ph.	919.	Idem.	*Idem, de Lemort.*	
Lem. ph.	937.	Idem.	*pour les dents des enfans.*	
Lem. ph.	919.	Idem.	*pour arrêter le sang.*	
Wirt.	31.	Idem.	*de Rhue.*	
Lem. ph.		Idem.	*samaritain.*	
Cod.	232.	Idem.	*de saturne.*	(Baume universel).
Lem. ph.	9.	Idem.	*Idem, camphré.*	
Lem. ph.	926.	Idem.	*de Soliman.*	
Wirt.	31.	Idem.	*somnifère.*	
Cod.	232.	Idem.	*de soufre.*	Sulfure d'huile volatile.
Wirt.	31.	Idem.	*Idem, amandés.*	Sulfure d'huile volatile avec l'huile d'amande.
Cod.	232.	Idem.	*Idem, anisé.*	Idem, anisé.
Lem. ph.	945.	Idem.	*Idem et antimoine.*	Idem, antimonié.
Lem. ph.	926.	Idem.	*Idem, benjoiné.*	Idem, benjoiné.
Lem. ph.	945.	Idem.	*Idem, composé.*	Idem, composé.
Cod.		Idem.	*Idem, à l'huile de noix.*	Idem, à l'huile de noix.
Wirt.	31.	Idem.	*Idem, de Ruland.*	Idem, de Ruland, le même que ci-dessus.
Cod.	232.	Idem.	*Idem, simple.*	Idem, simple.
Cod.	232.	Idem.	*Idem, succiné.*	Idem, succiné.
Wirt.	31.	Idem.	*Idem, térébenthiné.*	Idem, à l'essence de térébenthine.
		Idem.	*Idem, virulent.*	Idem, virulent.
Wirt.	31.	Idem.	*stomachique.*	
Lem. ph.	919.	Idem.	*Idem, de Mynsicht.*	
Lem. ph.	940.	Idem.	*Styptique de Mynsicht.*	

* Voyez la recette consignée dans le bulletin de Pharmacie, N°.   de cette année.

NOMS DES AUTEURS.		NOMS GÉNÉRIQUES.	NOMS SPÉCIFIQUES.	NOMS SYSTÉMATIQUES.
Wirt.	51.	BAUME.	*de succin.*	
Bom. VI.	212.	Idem.	*de sucrier.*	Gomart. Bois à cochon. *Bursera gummifera.*
Lem. ph.	949.	Idem.	*de sympathie de Bateus.*	
L. ch.	637.	Idem.	*de térébenthine.*	
Cod.	18.	Idem.	*de Tolu.*	*Toluifera balsamum.*
Cod.	141.	Idem.	*tranquille.*	Huile tranquille de Rousseau.
Ph. de Londres.		Idem.	*traumatique.*	Alcohol résineux de benjoin.
Lem. ph.	936.	Idem.	*Utérin de galbanum de Sennert.*	
B. ph.	29.	Idem.	*de vanille.*	
Lem. ph.	942.	Idem.	*vénérien de Mynsicht.*	
Cod.	145.	Idem.	*vert de Metz.*	Baume de Mlle. Feuillet.
Cod.	18.	Idem.	*vert.*	Ou huile Sainte-Marie, ou faux tacamahaca de l'île Bourbon, *calophyllum calaba.*
B. Ph.	593.	Idem.	*de vie d'Hoffmann.*	
B. Ph.	213.	Idem.	*Idem, de Lelievre.*	Elixir de Spina, alcohol de vie de Lelievre.
B. Ph.	309.	Idem.	*de Vinceguère.*	Ou de Leictour.
Lem. ph.	928.	Idem.	*vulgaire.*	
Cod.	146.	Idem.	*vulnéraire.*	Alcohol térébenthine.
Wirt.	32.	Idem.	*vulnéraire de Dippel.*	Idem, de Dippel.
Lem. ph.	930.	Idem.	*Idem, de Fallope.*	Idem, Fallope.
Wirt.	32.	Idem.	*Idem, de Mindérérus.*	Idem, de Mindérérus.
Wirt.	32.	Idem.	*Idem, de Mindérérus réformé.*	Idem, de Mindérérus réformé.
L. D. S.	516.	BAUMIER.	*(melilot odorant).*	*Trifolium melilotus cœrulea.* Lotier. Trefle sauvage jaune.
Cod.	18.	BDELLIUM.	*(gomme résine).*	V. Gommes résines.
Cod.	56.	BEC DE GRUE.	*(herbe à robert).*	*Geranium robertianum.*
Cod.	56.	Idem.	*musqué.*	*Geranium moschatum.*
Cod.	56.	Idem.	*ordinaire.*	*Geranium cicutarium.*
Cod.	56.	Idem.	*pied de pigeon.*	*Geranium columbinum.*
Cod.	56.	Idem.	*sanguin.*	*Geranium sanguineum.*
Cod.	19.	BECCABUNGA.	*(mouron, pinax* Bauhin).	*Veronica becabunga.*
L. D. S.	454.	BECONQUILLE.		Nom de l'Ipécacuana.
Cod.	113.	BEDEGUAR.		Eponge végétale produite par la piqûre du *cynips rosæ caninæ.*
Cod.	19.	BEEN.	*(noix de).*	V. fruits.
Cod.	19.	Idem.	*blanc, (nostras).*	*Cucubalus been.*
Cod.	19.	Idem.	*du Levant.*	*Centaurea been.*
Cod.	19.	Idem.	*rouge des jardins.*	*Statice limonium.*
Cod.	67.	BELEMNITE.	*(pierre de lynx).*	*Helmintholitus belemnites.*
Cod.	19.	BELLADONE.	*(belle-dame).*	*Atropa belladona.*

NOMS DES AUTEURS.		NOMS GÉNÉRIQUES.	NOMS SPÉCIFIQUES.	NOMS SYSTÉMATQUES.
Cod.	19.	BELLE-DAME.		Nom de la Belladone.
L. D. S.	445.	BELLE-DE-NUIT.		Nom du Jalap.
Cod.	101.	BENEDICT.	*Laxatif.* (*Electuaire*).	V. Electuaires.
Cod.	19.	BENJOIN.	(*Suc résineux*).	Fourni par le *laurus benzoe*, le *croton benzoe* (peryle), selon d'autres par le *stirax benzoe*, ou le *terminalia benzoe*, Lamark.
Baumé, Tarif.		Idem.	*dont on a retiré les fleurs.*	
Cod.	28.	BENOITE.		*Geum urbanum*, (la racine, l'herbe).
Per.	I. 281.	Idem.	*aquatique.*	*Geum rivale*, (la racine).
Cod.	20.	BERBERIS.	(*épine vinette.*	*Berberis vulgaris*, (le fruit, le suc).
Cod.	113.	BERCE.	(*branc ursine*).	*Heracleum sphondylium.*
Cod.	13.	BERGAMOTE.	(*fruit*).	Variété du *citrus medica.*
L. D. S.		BERIL.	(*Aigue marine*).	Emeraude vert bleuâtre.
Cod.	20.	BERLE.		*Sium latifolium.*
		Idem.	*Aromatique.*	*Sison amomum.*
Cod.	20.	BÉTOINE.		*Betonica officinalis.*
Schw. t. II.	301.	Idem.	*d'eau.*	Nom de la Scrofulaire aquatique.
L. D. S.	25.	Idem.	*de montagne.*	Nom de *l'Arnica montana.*
Cod.	20.	BETTE.	*ou poirée, ou réparée.*	*Beta vulgaris.*
Cod.	20.	BETTERAVE.		*Beta rubra.*
Cod.	234.	BEURRE.	*d'antimoine liquide.*	(Huile glaciale d'antimoine, Macquer 202) muriate d'antimoine suroxigéné.
B. ch.	II. 442.		*Liquide rectifié.*	Muriate d'antimoine suroxigéné, liq. rectifié.
B. ch.	II. 442.		*Solide* (*ou concret*).	Muriate d'antimoine sublimé. Beurre d'antimoine avec le sulfure. L. ch. p. b. 356.
B. ch.	II. 442.		*Rectifié.*	Muriate d'antimoine sublimé, rectifié.
Macq.	207.		*d'arsenic* (*huile corrosive d'arsenic*).	Muriate d'arsenic suroxigéné, sublimé.
Man. ch.	II 352.		*de bismuth.*	Muriate de bismuth suroxigéné, sublimé.
Cod.	139.		*de Cacao* (*huile concrète*).	Retirée par expression des amandes du cacaotier. (Parm. cod. 194).
Macq.	263.		*de cire* (*ou huile de cire*).	Cire à demi-décomposée par la distillation.
L. ch. p. B.	885.		» *rectifiée.*	Huile de cire rectifiée.
Mor.	II. 246.		*d'étain.*	Muriate d'étain concret.
B. ch.	II. 506.		» *solide.*	Muriate d'étain suroxigéné.
Cod.	23.		*de mai.*	(Suc huileux, animal). Voyez Ph. Quincy. 326.
Cod.	234.		*de saturne.*	Véritable savon acide de plomb.
Cad.	III. 238.		*de zinc.*	Muriate de zinc sublimé.
Wirt.	32.	BEZOARD.	*animal.*	Ou foie de vipères. Poudre de vipères d'Italie.
Cod.	21.		*composé.*	V. Pierre de Goa.
Wirt.	32.		*jovial.*	Antimoine allié à l'étain.

NOMS DES AUTEURS.	NOMS GÉNÉRIQUES.	NOMS SPÉCIFIQUES.	NOMS SYSTÉMATIQUES.
Wirt. 33.	BEZOARD.	*martial.*	Antimoine allié au fer.
Cod. 277.		*minéral.*	Oxide d'antimoine blanc.
Cod. 21.		*occidental.*	(Calcul de chamois.) *Antilope rupicapra.* Cuvier, M. 163.
Cod. 21.		*oriental.*	(Calcul de la gazelle des Indes.) *Antilope oryx,* et surtout de la chèvre *capra œgagrus.* — Pinkert. t. IV. 270. Cuvier, M. 165.
Alib. I. 70.	BIERRES.	(*boisson*).	(*Cerevisia*).
Ph. full.		*antiscorbutique.*	
Ph. full.		*médicinales.*	
Alib. I. 70.		*de quinquina.*	
Alib. II. 521.		*stomachique.*	
Form. hop.		*de sapin.*	(Bierre sapinette).
Cod. 13.	BIGARRADE.	(*fruit*).	Variété de l'oranger, du *citrus aurantium.*
R. P.	BISCUITS.	*purgatifs.*	
R. P.		*vermifuges.*	
Cod. 21.	BISMUTH.	*ou étain de glace.*	*Wismutum commune.* Gm. 355.
Cod. 21.	BISTORTE.		(Racine de) *Polygonum bistorta.*
Cod. 21.	BITUME.	*de Judée.*	Ou asphalte. *Bitumen asphaltum.*
		solide.	Baume de Judée.
Cod. 113.	BLANC.	*de baleine.*	Fourni par le *physeter macrocephallus,* le *balœna mysticetus.* Cuvier. 177. Atipocire.
Mor. III. 276.		*de bismuth.*	Oxide de bismuth. (Magister de bismuth.) Blanc de fard, blanc de perle.
M. ch. II. 528.		*de céruse.*	Oxide de plomb mêlé de carbonate calcaire.
Mor. III. 276.		*de fard.*	Nom du blanc de bismuth ci-dessus.
B. ph. 465.		*manger.*	(Sorte d'aliment médicamenteux).
M. ch. II. 527.		*de plomb.*	Oxide de plomb blanc par l'acide acéteux.
Cod. 157.		*Raisin.*	Ou onguent blanc rhasis.
L. D. S. 893.	BLED.		*Triticum œstivum.* La farine.
L. D. S. 558.		*barbu ou sorgho.*	*Holcus sorghum.*
L. D. S. 557.		*de bœuf ou vache.*	*Melampyrum crystatum.*
L. D. S. 802.		*cornu.*	Nom donné au seigle.
Cod. 5.		*noir.*	Nom du bled sarrazin.
Cod. 51.		*sarrazin.*	*Polygonum fagopyrum.*
L. D. S. 552.		*de Turquie.*	*Zea mays.*
Cod. 21.	BLETTE.		*Blittum capitatum.*
Cad. I. 422.	BLEU.	*de Prusse.*	Prussiate de fer.
Cod. 45.	BLUET.		*Centaurea cyanus.* L'eau distillée.
	BOITES.	*fumigatoires.*	(Contenant l'appareil pour secourir les noyés).
	Idem.	*de pommade.*	Pour les levres.

NOMS DES AUTEURS.		NOMS GÉNÉRIQUES.	NOMS SPÉCIFIQUES.	NOMS SYSTÉMATIQUES.
		BOITES.	*de poudre.*	(Pour les dents).
Cod.	69.	BOIS.	*d'aigle (des portugais).*	*Aquilaria*, (Cavanilles), le garo de Malaca.
Cod.	69.	Idem.	*d'aloès.*	Nom du Bois d'aigle.
Schw.	I. 74. 246.	Idem.	*amer de Surinam.*	De quassie. De cassie. *Quassia amara.*
L. D. S.	50.	Idem.	*d'anis.*	Bois de *l'illicium anisatum.*
Cod.	16.	Idem.	*d'aspalathe.*	*Aspalathus spinosa.*
Cod.	18.	Idem.	*de baume.*	(Ou *xilobalsamum*). *Amyris opobalsamum.*
L. D. S.	499.	Idem.	*de Brésil.*	(Ou fernambouc, *Cœsalpinia crista.*
Cod.	23.	Idem.	*de buis.*	*Buxus semper virens* (la sciure).
Cod.	26.	Idem.	*de câprier.*	*Capparis spinosa* (l'écorce).
Cod.	31.	Idem.	*de cèdre.*	*Pinus cedrus.*
Cod.	40.	Idem.	*de couleuvre.*	*Strychnos colubrina.*
L. D. S.	502.	Idem.	*de Chypre.*	*Convolvulus scoparius.*
Cod.	44.	Idem.	*de ciprès.*	*Cupressus semper virens.*
L. D. S.	661.	Idem.	*de cranganor.*	(Pavate). *Pavetta indica.*
		Idem.	*doux.*	Nom de la réglisse.
Per.	I. 308.	Idem.	*d'ébène.*	*Uvaria nigra.* Selon quelques-uns, *dioloyros ebenus.*
		Idem.	*de fer.*	*Syderoxilon inerme.*
Cod.	119.	Idem.	*de garou.*	(Ou sain bois), *Daphne Gnidium, Daphne mezereum.*
Cod.	57.	Idem.	*de gayac.*	*Guayacum officinale.*
Cod.	64.	Idem.	*de genièvre.*	*Juniperus officinalis.*
Alib.	II. 423.	Idem.	*gentil ou lauréole.*	*Daphne laureola.*
Cod.	126.	Idem.	*de guy de chêne.*	*Viscum album.*
L. D. S.	501.	Idem.	*d'Inde.*	(Ou de campeche), *hœmatoxilon campechianum.*
Cod.	169.	Idem.	*de lentisque.*	*Pistachia lentiscus.*
Cod.	33.	Idem.	*de Lucie (Sainte).*	*Prunus mahaleb.*
Wirt.	114.	Idem.	*des Moluques.*	*Croton triglium.*
Cod.	70.	Idem.	*néphrétique.*	*Guilandina moringa.*
Alib.	I. 100.	Idem.	*de quassie.*	(Ou de Surinam), *quassia amara.*
Cod.	69.	Idem.	*de Rhodes.*	(De rose ou de Chypre), *genista canariensis. Convolvulus scoparius* (Peryle), *cordia gerascentus* ou *convolvus floridus*, (Broussonet).
Cod.	69.	Idem.	*de rose.*	Nom du bois de Rhodes.
Cod.	106.	Idem.	*de santal blanc.*	*Santalum album.*
Cod.	106.	Idem.	» *citrin.*	Variété du *santalum album.*
Cod.	106.	Idem.	» *rouge.*	*Pterocarpus santolinus.*
Cod.	107.	Idem.	*de sassafras.*	*Laurus sassafras.*
Per.	I. 494.	Idem.	*de serpent.*	*Ophioxilon serpentinum.*
B. Ph.	719.	Idem.	*sudorifiques.*	(Les quatre), gayac, sassafras, squine et salsepareille.
Per.	I. 233.	Idem.	*de Surinam.*	Nom du bois de quassie.
Cod.	21.	BOL.	*d'Arménie, rouge.*	*Argilla bolus*, (Gm. 138.).

NOMS DES AUTEURS.		NOMS GÉNÉRIQUES.	NOMS SPÉCIFIQUES.	NOMS SYSTÉMATIQUES.
B. ph.	118.	BOL.	» *lavé et trochisqué.*	
B. ph.	118.	Idem.	» *préparé.*	Argille martiale préparée. Cad. t. I. 839.
B. ph.	207.	BONFERME.		Eau d'Armagnac. Essence céphalique, alcohol céphaliq.
Cod.	21.	BONHENRY.		*Chenopodium bonus Henricus.* Gm. 174.
L. D. S.	904.	BONHOMME.		Nom du bouillon blanc.
Cod.		BONNE-DAME.		Nom de l'arroche.
M. ch.	II. 207.	BORATE.	*de soude.*	Borax.
M. ch.	II. 207.	Idem.	» *calciné.*	Borax privé d'eau de cristallisation.
M. ch.	II. 207.	Idem.	» *purifié.*	Borax purifié, borax cristallisé.
Cod.	22.	BORAX.		Borate de soude *borax tincal.* Gm. 259.
Cod.	22.	BOTRYS.		Ou thé du Mexique. *Chenopodium botrys.* Il est question de deux botrys dans Geoffroi. 176.—177.
Cod.	93.	BOUCAGE.		*Pimpinella magna.* (racine, herbe, semence).
Per.	I. 155.	Idem.	*petit.*	*Pimpinella saxifraga.* Petite saxifrage.
B. ph.	666.	BOUGIES.	*blanche.*	Bougies d'emplâtre de céruse.
Mor.	I. 221.	Idem.	*de Daran.*	
Mor.	I. 220.	Idem.	*d'emplâtre de céruse.*	
Mor.	I. 220.	Idem.	*d'emplâtre de céruse brûlé.*	
Mor.	I. 220.	Idem.	» *de minium.*	
Mor.	I. 220.	Idem.	» *de Vigo C M.°*	
Mor.	I. 220.	Idem.	*fondantes.*	Celles faites avec l'empl. de *Vigo.*
Mor.	I. 221.	Idem.	*de gomme élastique.*	
Mor.	I. 220.	Idem.	*médecinales.*	Bougies de Daran.
Mor.	I. 221.	Idem.	*noires.*	Celles faites avec l'empl. de céruse brûlé.
Mor.	I. 220.	Idem.	*rouges.*	» » avec l'empl. de minium.
Mor.	I. 220.	Idem.	*siccatives.*	Les mêmes que ci-dessus.
Wirt.	25.	BOUGRANDE.	*(ou bugrane).*	*Ononis spinosa.*
Cod.	122.	BOUILLON.	*blanc.*	*(Verbascum). Verbascum thapsus.*
Per.	I. 88.	Idem.	» *noir.*	*Verbascum nigrum.* Molène noire.
Cod.	122.	Idem.	*petit.*	*Verbascum lychnitis.*
Mor.	I. 177.	BOUILLONS.	*médecinaux.*	
B. ph.	465.	Idem.	*secs.*	V. Tablettes de bouillon.
Cod.	21.	BOULEAU.		(Ecorce de); Arbre de la sagesse. *Betula alba.*
Mor.	III. 189.	BOULE.	*de mars.*	Tartrite de fer et de potasse avec excès d'oxide noir de fer.
Macq.	232.	Idem.	*de mercure.*	Amalgame de mercure et d'étain.
Mor.	III. 189.	Idem.	*de Nancy.*	Nom des boules de mars.
Baumé, Tarif.		Idem.	*puante pour les chevaux.*	
B. ph.	691.	Idem.	*de Stéphens (Mlle.)*	
B. ph.	691.	Idem.	*savonneuses.*	Nom des boules de Stéphens.

NOMS DES AUTEURS.		NOMS GÉNÉRIQUES.	NOMS SPÉCIFIQUES.	NOMS SYSTÉMATIQUES.
L. D. S.	889.	BOUQUETINE.	*blanche.*	(Pimprenelle blanche). V. Boucage.
L. D. S.	889.	Idem.	*frisée.*	*Pimpinella magna.*
L. D. S.	889.	Idem.	*noire.*	C'est la grande pimprenelle.
L. D. S.	890.	Idem.	*petite.*	*Pimpinella saxifraga.*
Cod.	22.	BOURACHE.		*Borrago officinalis.*
Cod.	54.	BOURDAINE.		*Rhamnus frangula*, (l'écorce).
Cod.	54.	BOURGÊNE.		Nom de la bourdaine.
Cod.	96.	BOURGEONS.	*de peuplier.*	Les boutons avant leur développement du *Populus nigra.*
Cod.	1.	BOURGEONS.	*de sapin (nostras).*	
		Idem.	» *de Russie.*	(Du *Pinus abies*).
Cod.	23.	BOURSE.	*à pasteur.*	*Thlaspi bursa pastoris.*
Cod.	1.	BRAI.		Brai sec.
Cod.	40.	Idem.	*sec.*	V. colophane.
Geoffroi.	123.	BRANCUSINE.		Nom de l'acanthe.
L. D. S.	831.	Idem.	*bâtarde.*	Nom de la Berce.
		Idem.	*épineuse.*	*Acanthus spinosus.*
Ph. veter.	50.	BREUVAGES.		Boissons liquides destinées aux animaux.
Cod.	67.	BRIQUE.		(*Lateres*).
Alib.	II. 472.	BROSSES.	*métalliques de Westring.*	Pour l'application du galvanisme.
Schw.	I. 275.	BROU DE NOIX	*vert.*	Du *juglans regia.*
Cod.	22.	BRUNELLE.		*Brunella vulgaris* (l'herbe).
Cod.	49.	BRUYERE.		*Erica vulgaris.*
Cod.	22.	BRYONE.	*(navet du diable).*	(Couleuvrée) *bryonia alba*, racine, baies, semence, fécule).
L. D. S.	553.	Idem.	*de l'Amérique.*	Nom du mechoacan.
Cod.	23.	BUGLE.		*Ajuga reptans.*
Per.	255.	Idem.	*pyramidale.*	*Ajuga pyramidalis.*
Cod.	23.	BUGLOSSE.		*Auchusa officinalis.*
Cod.	23.	BUIS.	(*bois de*).	*Buxus semper virens.*
Per.	I. 237.	BUSSEROLE.	(*raisin d'ours*).	*Arbutus uva ursi* (feuilles).

C

NOMS DES AUTEURS.		NOMS GÉNÉRIQUES.	NOMS SPÉCIFIQUES.	NOMS SYSTÉMATIQUES.
Cod.	15.	CABARET.	(*oreille d'homme*).	*Asarum europœum* (racine, feuilles).
Cod.	24.	CACAO.	*caraque.*	Amande du *theobroma cacao.*
		Idem.	*des Isles.*	Varieté.
Cod.	30.	CACHOU.	*brut.*	Suc Gommo-résineux retiré des gousses du *mimosa catechu.*
B. Ph.	575.	Idem.	*à l'ambre.*	Ou trochisques de cachou à l'ambre.
B. Ph.	575.	Idem.	*à l'anis.*	Ou trochisques de cachou anisées.
B. Ph.	575.	Idem.	*à la bergamote.*	Ou trochisques de cachou à la bergamote.
B. Ph.	575.	Idem.	*à la canelle.*	Ou trochisques de cachou à la canelle.

NOMS DES AUTEURS.			NOMS GÉNÉRIQUES.	NOMS SPÉCIFIQUES.	NOMS SYSTÉMATIQUES.
B. Ph.		575.	CACHOU.	*au citron.*	Ou trochisques de cachou au citron.
B. Ph.		575.	Idem.	*à la fleur d'orange.*	Ou trochisques de cachou à la fleur d'orange.
B. Ph.		575.	Idem.	*au girofle.*	Ou trochisques de cachou au girofle.
Mor.	II.	92.	Idem.	*inodore.*	Ou trochisques de cachou inodore.
B. Ph.		574.	Idem.	*à la réglisse.*	Ou trochisques de cachou à la réglisse.
B. Ph.		574.	Idem.	*à la rose.*	Ou trochisques de cachou à la rose.
B. Ph.		574.	Idem.	*à la vanille.*	Ou trochisques de cachou à la vanille.
B. Ph.		574.	Idem.	*à la violette.*	Ou trochisques de cachou à la violette.
Cod.		64.	CADE.	*(huile de).*	Huile fétide retirée par distillation du *juniperus oxicedrus.*
Wirt.		12.	CADMIE.	*(des fourneaux).*	Oxide de zinc, V. Fourcroy. t. III. page 48.
Cod.		24.	CAFÉ.	*Bourbon.*	Semences (fèves) du *coffea arabica.*
Per.	I.	84.	Idem.	*de Saint-Domingue.*	Martinique, Démérary (variétés) le moka le plus estimé.
Cod.		54.	CAILLELAIT.	*blanc.*	*Gallium mollugo.*
Cod.		54.	Idem.	*jaune.*	*Gallium verum.*
Wirt.		10.	CAILLOU.		*Pyromachus cretaceus L.* (*silex*). Gm. 182.
Per.	II.	385.	CAJEPUT.		*Melaleuca leucodendra*, (l'huile volatile).
Alib.	II.	326.	CALAGUALA.	*(plante).*	*Polypodium calaguala.*
L. D. S.		160.	CALAMBOUT.	*calambac.*	Nom du bois de *l'excœcaria agallochum.*
Cod.		24.	CALAMENT.	*de montagne.*	*Melissa calamintha.*
Cod.		24.	CALAMINE.	*ou cadmie fossile.*	Nom de la pierre calaminaire.
B. hist. nat.		574.	Idem.	*blanche.*	Oxide de zinc natif blanc.
Cod.		24.	Idem.	*du Berry.*	Oxide de zinc natif. (Espèce de pierre calaminaire).
Cod.		24.	CALAMINAIRE.	(*pierre*).	V. Pierres *zincum calaminare.*
Cod.		24.	CALAMUS.	*aromaticus.*	Variétés de *l'acorus verus.*
L. D. S.		226.	CALCÉDOINE.		Quartz agate calcédoine.
Cod.		44.	CALLEBASSE.	*longue.*	*Crescentia cucurbitina.*
Bom. hist. nat.			Idem.	*de Guinée.*	"
Cod.		44.	Idem.	*ronde.*	*Cucurbita lagenaria.* Calebassière.
Fourcroi, Syn.			CALOMÉLAS.		Mercure doux. Muriate mercuriel doux.
L. D. S.		93.	CAMELÉON.	*blanc.*	Nom de la carline.
Cad.	II.	33.	Idem.	*minéral.*	Oxide de manganèse et potasse.
Cod.		34.	CAMOMILLE.	*des champs.*	*Anthemis arvensis*, (fleurs).
Cod.		34.	Idem.	*ordinaire.*	*Matricaria camomilla.*
Cod.		34.	Idem.	*puante.*	*Anthemis cotula.*
Cod.		34.	Idem.	*romaine ou des jardins.*	*Anthemis nobilis.*
L. D. S.		148.	CAMPANE.	*jaune*, (*aiau*).	(Lys narcisse). *Narcissus pseudo narcissus.*
L. D. S.		170.	CAMPHORATA.		Nom de la camphrée.
M. ch.	III.	91.	CAMPHORATES.		Combinaisons de l'acide camphorique avec les bases.
Cod.		25.	CAMPHRE.		Substance résineuse produite par le *laurus camphora*

NOMS DES AUTEURS.		NOMS GÉNÉRIQUES.	NOMS SPÉCIFIQUES.	NOMS SYSTÉMATIQUES.
Cod.	25.	CAMPHRÉE.	*de Montpellier.*	*Camphorosma monspeliensis* (la plante entière).
Wirt.	109.	CANCAMUM.		Mélange de plusieurs gommes et résines, selon V. de Bomare.
Cod.	36.	CANELLE.		Ecorce du *laurus cassia*. V. Alib et Schw. pour diverses espèces.
Cod.	26.	Idem.	*blanche.*	*Drymis aromatica* et *vinterania canella.*
Cod.	36.	Idem.	*de Ceylan.*	*Laurus Cinnamomum*, (écorce).
Cod.	30.	Idem.	*de la Cochinchine.*	Produit du *laurus cassia.*
Cod.	30.	Idem.	*giroflée.*	*Myrthus caryophillata. Laurus myrrha* de Loureiro.
L. D. S.	646.	CANNE.	*d'Inde.*	Nom du basilier.
Schw.	I. 448.	Idem.	*de Provence.*	*Arundo donax*, (la racine).
L. D. S.	760.	Idem.	*à sucre.*	*Saccharum officinarum*, (donne le sucre).
Cod.	89.	CANNEBERGE.		*Vaccinium oxicoccus*, (Baies).
Cod.	26.	CANTHARIDES.	(*insecte coleoptere*).	*Meloe vesicatorius*, L. *Litta vesicatoria sive ruficollis*, (Fabr.) *cantharis vesicatoria*, (Oliv.)
M. ch. Per.	III. 165. III. 452.	CAOUTCHOUC.	(*gomme élastique*).	*Jatropha elastica*, le *ficus indica*, le *cecropia peltata*, surtout *l'horea guianensis* et un *hevea* en fournissent encore. Suc épaissi de l'hhéré.
Cod.	4.	CAPILLAIRE.	*blanc.*	*Polypodium rheticum.*
Cod.	5.	Idem.	*de Canada.*	*Adianthum pedatum.*
Cod.	88.	Idem.	*commun.*	*Polytricum commune.*
L. D. S.	225.	Idem.	*doré.*	(Ou *ceterach*). *asplenium ceterach.*
Cod.	4.	Idem.	*de Montpellier.*	*Adianthum capillus veneris.*
Cod.	5.	Idem.	*noir.*	(*Asplenium*), *adianthum nigrum.*
Cod.	80.	Idem.	*perce-mousse.*	*Polytricum commune.*
Cod.	95.	Idem.	*polytric.*	*Asplenium trichomanes.*
Cod.	102.	Idem.	*ruta muraria.*	*Asplenium ruta muraria.*
Cod.	102.	Idem.	*sauvevie.*	Nom de la *ruta muraria.*
Cod.	26.	CAPRIER.		*Capparis spinosa*, (fruit, écorce).
Cod.	27.	CAPUCINE.	*grande.*	*Tropœolum majus*, (les fleurs).
Cod.	27.	Idem.	*petite.*	*Tropœolum minus.*
Cod.	27.	CARAGNE.		Gomme careigne, (résine).
M. ch.	III. 255.	CARBONATE.	*d'ammoniaque concret.*	Alcali volatil concret.
Schw.	I. 377.	Idem.	» *pyro-huileux.*	Sel volatil de corne de cerf.
		Idem.	» *liquide.*	Alcali volatil liquide, esprit de corne de cerf liquide.
M. ch.	II. 20.	Idem.	*de baryte.*	
Cod.	II. 64.	Idem.	*de chaux.*	(Sert à préparer l'alcali volatil concret).
M. ch.	553.	Idem.	*de cuivre.*	V. Vert de montagne, (*chrysocolle*).
Mor.	II. 325.	Idem.	*de fer.*	Safran de mars apéritif.
Schw.	I. 25. 276.	Idem.	*de fer acidule.*	(En solution aqueuse dans les eaux minérales).
Mor.	III. 255.	Idem.	*de magnésie.*	Magnésie blanche.

NOMS DES AUTEURS.	NOMS GÉNÉRIQUES.	NOMS SPÉCIFIQUES.	NOMS SYSTÉMATIQUES.
Schw. I. 24.	CARBONATE.	*de plomb.*	Céruse.
Mor. III. 250.	Idem.	*de potasse.*	Alcali végétal.
Mor. III. 250.	Idem.	» *cristallisé.*	Sel de tartre, d'absinthe, etc. Nitre fixé.
Mor. III. 250.	Idem.	» *liquide.*	Huile de tartre par défaillance.
Mor. III. 250.	Idem.	*de soude.*	Sel de soude, cristaux de soude.
M. ch. II. 222.	Idem.	*de strontiane.*	
Cod. 27.	CARDAMINE.		Nom du cresson élégant.
Cod. 27.	CARDAMOME.	*major.*	*Amomum grana paradisi*, est une variété de l'amomum en grappe selon Lamark.
Cod. 27.	CARDAMOME.	*minor.*	*Amomum cardamomum. Amomum repens*, (Sonnerat).
Cod. 27.	Idem.	*moyen.*	(Ne diffère point du précédent). Peryle I. 3.
Schw. I. 447.	CAREX ARENARIA.		(La racine).
Cod. 28.	CARLINE.	*caméléon blanc.*	*Carlina acaulis.* G. 8.
Cod. 28.	Idem.	*des Alpes.*	(Ou Carline noire) *carlina caulescens.*
Cad. II. 86.	CARMIN.		Produit colorant retiré de la cochenille avivée.
Cod. 100.	CARIOCOSTIN.		(Electuaire).
Per. I. 132.	CAROTTE.	*de montagne.*	*Athamanta cervaria.*
Cod. 46.	Idem.	*sauvage.*	Racine pivotante fusiforme *du daucus carotta.*
Wirt. 91.	CARNUGO.	*(carouge).*	(*Siliquis dulcis*) *ceratonia siliqua.*
Cod. 28.	CARPOBALSAMUM.		Fruit de *l'amyris opobalsamum.*
Cod. 28.	CARTHAME.		*Carthamus tinctorius*, (fleurs, semences).
Cod. 28.	CARVI.		*Carum carvi*, (les semences).
Cod. 29.	CASCARILLE.		Écorce du *cluthia eleutheria. Croton cascarilla.* L.
Cod. 30.	CASSE.	*d'Amérique.*	(La meilleure), siliques du *cassia fistula.*
Cod. 30.	Idem.	*en batons.*	
Cod. 93.	Idem.	*cuite.*	
B. Ph. 504.	Idem.	» *à la fleur d'orange.*	
Per. I. 244.	Idem.	*à dartres.*	Casse herpétique, *cassia alata.*
B. Ph. 126.	Idem.	*en noyaux.*	
B. Ph. 126.	Idem.	*mondée.*	
L. D. S. 648.	Idem.	*puante.*	*Cassia occidentalis.*
L. D. S. 301.	CASSE-LUNETTE.		Nom du bluet.
	CASSE-PIERRE.		Nom du saxifrage.
Cod. 30.	CASSIA LIGNEA.		*Laurus cassia*, (écorce, feuilles).
Per. 133.	CASSINE.	(*thé du Paraguay*).	*Cassine Peragua*, ou plutôt *ilex vomitorius.*
Cod. 57.	CASSIS.		*Ribes nigrum*, (feuilles).
Cad. IV. 487.	CASSOLETTES.	*de salubrité.*	
L. D. S. 761.	CASSONADE.	*du Brésil.*	Suc de la canne à sucre cristallisé.

NOMS DES AUTEURS.		NOMS GÉNÉRIQUES.	NOMS SPÉCIFIQUES.	NOMS SYSTÉMATIQUES.
		CASSONADE.	*de Saint-Domingue.*	Martinique, la Havane, etc. Variétés.
		Idem.	*rouge, (ou sucre rouge).*	Employée dans les lavemens.
Cod.	30.	CASTOREUM.		Substance mucilagino-résineuse, se trouvant dans deux poches membraneuses situées dans les aines du castor. *Castor fiber.* Cuvier. M. 134.
Cod.	83.	CATAIRE.		*Nepeta Cataria.*
B. Ph.	715.	CATAPLASMES.		
Cod.	30.	CATAPUCE.	*tithymale.*	*Euphorbia lathyris,*
Lem. Ph.	505.	CATHOLICON.	*double.*	V. Electuaire.
Schw.	II. 179.	CAUSTIQUE.	*de frère Côme.*	
Wirt.	31.	CAUTÈRE.	*potentiel,*	Nom de la pierre infernale, Ch. mal. 61.
Cod.	31.	CEDRA.		Variété du *citrus medica.* Bom. hist. nat. 559.
Cod.	13.	CÈDRE.		*Pinus cedrus.*
Cod.	12.	CÉLERI.		Variété de *l'apium graveolens.*
Cod.	36.	CENDRE.		Résidu des corps susceptibles de s'enflammer.
		CENDRES.	*bleues.*	Hydrate de cuivre, selon Proust.
Cod.		Idem.	*de genet.*	
Cod.	36.	Idem.	*gravelées.*	Résidu de la combution des lies et marcs de raisin.
Baumé, Tarif.		Idem.	" *purifiées.*	Potasse carbonatée.
L. D. S.	646.	Idem.	*du pacal.*	Cendres d'un arbre de Lima, (antiherpétique).
Baumé, Tarif.		Idem.	*de rhubarbe.*	
Baumé, Tarif.		Idem.	*de romarin.*	
Baumé, Tarif.		Idem.	*de sabine.*	
		Idem.	*de sarment.*	
L. D. S.	81.	Idem.	*verte.*	Vert d'eau, (usité dans la peinture).
L. D. S.	870.	CENTAURÉE.	*bleue.*	*Lisymachia atropurpurea.*
Cod.	31.	Idem.	*grande.*	*Centaurea centaurium.* G. 205.
Cod.	13.	Idem.	*petite.*	*Gentiana centaurium, chironia centaurium,* Thuillier.
Cod.	31.	CENTINODE.		*Polygonum aviculare.*
B. Ph.	601.	CÉRAT.		Cérat blanc des pharmacies.
R. P.		Idem.	*Agglutinatif.*	Cérat et térébenthine.
Cod.	148.	Idem.	*Amygdalin.*	Cérat confectionné avec l'huile d'amandes douces.
Disp. brand.	44.	Idem.	*citrin.*	
B. Ph.	645.	Idem.	*de diapalme.*	Cérat et emplâtre diapalme.
Ph. genev.	171.	Idem.	*diapompholix.*	Cérat et tuthie.
R. P.		Idem.	*épispastique.*	Ou pommade épispastique.
Cod.	148.	Idem.	*de Gallien*	Cérat confectionné avec l'huile rosat.
B. Ph.	621.	Idem.	*de goulard.*	Cérat et acétate de plomb liquide.
Form. hop.		Idem.	*jaune.*	Cérat confectionné avec la cire jaune.
Disp. brand.	45.	Idem.	*mercuriel.*	(On donne aussi quelquefois ce nom à l'onguent mercuriel double).

NOMS DES AUTEURS.			NOMS GÉNÉRIQUES.	NOMS SPÉCIFIQUES.	NOMS SYSTÉMATIQUES.
Schw.	II.	53.	CÉRAT.	*d'opium.*	Cérat et extrait gommeux d'opium.
Ph. char.		392.	Idem.	*santalin.*	Cérat et santaux.
B. ph.		621.	Idem.	*de saturne.*	Ou cérat de Goulard.
Cod. ph.		206.	Idem.	*solide.*	Cire et huile. Point d'addition d'eau.
Alib.	II.	260.	Idem.	*de soufre.*	Cérat et soufre sublimé non lavé.
Cod.		33.	CERFEUIL.	*(plante).*	*Scandix cerefolium.*
L. D. S.		598.	Idem.	*musqué.*	*Scandix odorata.*
L. D. S.		52.	Idem.	*sauvage.*	*Chærophyllum sylvestre.*
Cod.		32.	CERISES.	*acides sauvages.*	Fruits du *prunus cerasus.*
Per.		267.	Idem.	*à grappes.*	Fruits du *prunus padus.*
Cod.		33.	Idem.	*mahaleb.*	Fruits du *prunus mahaleb. Cerasus mahaleb,* (Miller).
Cod.		33.	Idem.	*noires.*	Fruits du *prunus cerasus nigra,* (variété).
B. Ch.	II.	346.	CÉRUSE.	*d'antimoine.*	Matière perlée de kerkringius. Oxide d'antimoine blanc par précipitation.
Cod.		53.	Idem.	*blanche (de Noricie).*	Oxide de plomb blanc par l'acide acétique foible.
Wirt.		13.	Idem.	*jaune.*	Oxide de plomb jaune.
B. ph.		120.	Idem.	*préparée.*	Oxide de plomb préparé.
Wirt.		13.	Idem.	*de Venise.*	Oxide de plomb blanc, (de Venise).
L. Ph.		148.	CERVOISE.	*ou bierre purgative de* Sydenham.	
Cod.		40.	CÉTÉRACH.	*(capillaire).*	*Asplenium ceterach.*
Cod.		33.	CEVADILLE.		*Veratrum sabadilla. Sabadilla hordeolum.*
L. D. S.		225.	CHAA.		Nom du thé.
L. D. S.		198.	CHACRELLE.		Nom de la cascarille.
Cod.		28.	CHAIRS d'animaux.		Pour les bouillons, etc.
Cod.		33.	CHALCITE.	*(colcothar fossile).*	*Vitriolum atramentarium,* Gm. 273.
Fourc.	III.	209.	Idem.	*factice.*	Nom du colcothar, ou sulfate de fer calciné au rouge.
L. D. S.		755.	CHAMAIRAS.		Nom du *scordium.*
Cod.		34.	CHAMŒDRIS.		*Teucrium chamædris.*
Cod.		34.	CHAMÆPITIS.		*Teucrium chamæpitis.*
Cod.		35.	Idem.	*musqué.*	*Teucrium iva.*
Per.	II.	519.	CHAMPIGNON.	*de chêne.*	C'est l'agaric astringent.
Per.	II.	431.	Idem.	*de Malthe.*	*Cynomorium coccineum.*
B. Ph.		158.	CHANDELLES.	*au beurre de cacao.*	
B. Ph.		529.	Idem.	*fumantes.*	Ou Pastilles fumantes.
Cod.		26.	CHANVRE.		*Cannabis sativa.*
L. D. S.		177.	Idem.	*aquatique.*	(Eupatoire femelle), *bidens tripartita.*
D. H. N.			Idem.	*des Indes.*	(Aloès pitte), *agave fœtida, surcræa* (Ventenat).
L. D. S.		192.	Idem.	*sauvage.*	Nom du chanvre aquatique.
M. ch.	I.	185.	CHARBON.		Oxide de carbone.

NOMS DES AUTEURS.		NOMS GÉNÉRIQUES.	NOMS SPÉCIFIQUES.	NOMS SYSTÉMATIQUES.
		CHARBON.	*de terre.*	*Bitumen lithanthrax:* Gm. 281.
L. D. S.	192.	CHARDON.	*argentin.*	*Carduus argenteus.*
Cod.	27.	Idem.	*bénit (des Parisiens).*	*Carthamus lanatus. Centaurea lanata,* (Decandole).
Cod.	47.	Idem.	*à bonnetier.*	*Dipsacus fullonum.*
L. D. S.	521.	Idem.	*à carder.*	Nom du chardon ci-dessus.
L. D. S.	345.	Idem.	*à cent têtes.*	Nom du chardon roland.
L. D. S.	831.	Idem.	*commun.*	(Pedane), *Onopordum acanthium.*
L. D. S.	832.	Idem.	*doré.*	*Centaurea solstitialis.*
Cod.	25.	Idem.	*étoilé.*	*Centaurea calcitrapa.*
Cod.	28.	Idem.	*hémorrhoïdal.*	*Serratula arvensis. Carduus arvensis,* (Lamark).
L. D. S.		Idem.	*des Indes Orientales.*	(Melon épineux), *cactus melo cactus.*
Cod.	28.	Idem.	*Marie.*	*Carduus marianus.*
Cod.	28.	Idem.	*de Notre-Dame.*	Nom du chardon Marie.
Cod.	49.	Idem.	*roland.*	*Eryugium campestre.*
Cod.		Idem.	*fœtide.*	*Eryugium fœtidum.*
Cod.	36.	CHARDONNETTE.		*Cinara scolymus.*
Ph. veter.	77.	CHARGES.		Médicamens employés dans la médecine vétérinaire.
Cod.	70.	CHARPIE.		(*Linamentum,* en latin).
L. D. S.	528.	CHASSEBOSSE.		Nom de la corneille, (plante).
L. D. S.	449.	CHASSERAGE.		Nom de la passerage.
Cod.	30.	CHATAIGNE.		Fruit du *fagus castanea.*
Cod.	30.	Idem.		*Fagus castanea,* (produit du)
L. D. S.	892.	Idem.	*d'eau.*	*Trapa natans,* (tribule aquatique).
L. D. S.	329.	Idem.	*de mer.*	(Oursin).
Cod.	25.	CHAUSSETRAPE.		Nom du chardon étoilé.
M. ch. I.	364.	CHAUX.	*(terre simple).*	Carbonate de chaux. Chaux carbonatée.
L. ch. p. B.	335.	Idem.	*d'antimoine.*	Oxide d'antimoine.
L. ch. p. B.	85.	Idem.	*d'argent.*	Oxide d'argent.
		Idem.	*de bismuth.*	Oxide de bismuth. Blanc de fard.
B. ch. II.	258.	Idem.	*de cobalt.*	Oxide de colbalt.
L. ch. p. B.	130.	Idem.	*de cuivre, précipitée de l'acide marin par l'alcali fixe.*	Oxide de cuivre carbonaté, (safran de cuivre).
Macq.	315.	Idem.	*de cuivre, précipitée de l'acide nitreux par l'alcali fixe.*	Oxide de cuivre carbonaté.
Macq.	315.	Idem.	*de cuivre, précipitée de l'acide vitriolique par l'alcali fixe.*	Oxide de cuivre carbonaté.
Macq.	315.	Idem.	*de cuivre, tirée des cristaux de Vénus.*	Oxide de cuivre.

NOMS DES AUTEURS.		NOMS GÉNÉRIQUES.	NOMS SPÉCIFIQUES.	NOMS SYSTÉMATIQUES.
L. ch. p. B.	94.	CHAUX.	*d'étain, par l'acide nitreux.*	Oxide d'étain au maximum.
B. ch. II.	479.	Idem.	*d'étain, par l'acide vitriolique.*	Oxide d'étain.
B. ch. II.	479.	Idem.	*d'étain, précipitée de l'acide marin par l'alcali fixe.*	Oxide d'étain.
B. ch. II.	479.	Idem.	*d'étain, sans addition.*	Oxide d'étain par la calcination.
B. ch. II.	479.	Idem.	*de fer, sans addition.*	Oxide de fer par la calcination.
L. ch. p. B.	395.	Idem.	*métalliques.*	On nommait anciennement chaux métalliques tous les métaux et demi-métaux calcinés et privés du phlogistique. V. oxides.
L. ch. p. B.	112.	Idem.	*de plomb, précipitée de l'acide marin par l'alcali fixe.*	Carbonate de plomb.
L. ch. p. B.	112.	Idem.	*de plomb, précipitée de l'acide nitreux par l'alcali fixe.*	Carbonate de plomb.
L. ch. p. B.	112.	Idem.	*de plomb, précipitée de l'acide vitriolique par l'alcali fixe.*	Carbonate de plomb.
L. ch. p. B.	112.	Idem.	*de plomb, précipitée du vinaigre distillé par l'alcali fixe.*	Carbonate de plomb.
L. ch. p. B.	112.	Idem.	*de plomb, sans addition.*	Carbonate de plomb par la calcination.
M. ch. I.	365.	Idem.	*vive.*	Chaux pure, retirée des coquilles d'huître, etc.
Cod.	35.	CHELIDOINE.	*grande.*	*Chelidonium majus*, (la racine).
Cod.	98.	Idem.	*petite.*	*Ranunculus ficaria.*
Cod.	97.	CHÊNE.		*Quercus robur*, (l'écorce).
Per. II.	438	Idem.	*soyeux.*	*Quercus cerris.*
Cod.	26.	CHENEVIS.		Semence du *cannabis sativa.*
Per. I.	118.	CHENOPODE.	*hybride.*	*Hybridum chenopodium.*
Per. I.	118.	Idem.	*rouge.*	*Chenopodium rubrum.*
Per. I.	118.	Idem.	*vermifuge.*	*Chenopodium anthelminticum.*
Per. II.	571.	CHERMES.		Nom du kermès, (insecte).
L. D. S.	312.	CHERVI.		Semence du *sium sisarum.*
L. D. S.	312.	Idem.	*faux.*	Nom de la carotte sauvage.
Cod.	26.	CHEVREFEUILLE.		*Lonicera pery climenum*, (le sirop).
L. D. S.	470.	CHICON.		Nom de la laitue, quelquefois du chou.
Cod.	48.	CHICORÉE.	*endive.*	*Chicorium endivia.*
Cod.	35.	Idem.	*sauvage.*	*Chicorium intibus.* Ch. scariole *chicorium endivia latifolia.* (B. *jardinier*).

NOMS DES AUTEURS.		NOMS GÉNÉRIQUES.	NOMS SPÉCIFIQUES.	NOMS SYSTÉMATIQUES.
		CHICOTIN.		Nom qu'on donne à la coloquinte, quelquefois à l'aloès.
Cod.	57.	CHIENDENT.		*Triticum repens.*
Cod.	57.	Idem.	*pied de poule.*	*Panicum dactylon.*
B. Ph.	541.	CHOCOLAT.	*de santé.*	Pâte faite avec les amandes du *theobroma cacao* et le sucre.
B. Ph.	528.	Idem.	*à la vanille.*	A une vanille, (à deux vanilles).
R. P.		Idem.	*purgatif.*	
R. P.		Idem.	*vermifuge.*	
L. D. S.	141.	CHOU.	*cabri rouge.*	Nom du chou pommé rouge.
L. D. S.	260.	Idem.	*caraïbe.*	*Arum esculentum.*
L. D. S.	140.	Idem.	*colza.*	Ou colza, *brassica arvensis*, (l'huile).
Cod.	22.	Idem.	*marin.*	Nom de la soldanelle.
L. D. S.	40.	Idem.	*ordinaire.*	*Brassica oleracea.*
L. D. S.	150.	Idem.	*palmiste.*	*Area oleracea.*
L. D. S.	140.	Idem.	*pommé blanc.*	*Brassica capitata alba.*
Cod.	22.	Idem.	» *rouge.*	*Brassica oleracea capitata*, (p. le sirop de chou roug.)
L. D. S.	141.	Idem.	*rouge.*	*Brassica rubra.*
L. D. S.	286.	Idem.	*sauvage*, (*d'Angleterre*).	*Crambe maritima.*
S. C. ch. VI.	12.	CHROME.		Nouveau métal découvert par M. Vauquelin.
Cod.	35.	CRYSOCOLLE.		Nom du borax.
Geoffroi.	119.	CIBOULE.		*Allium fistulosum.*
Per.	I. 138.	CIGUE.	*des anciens.*	*Ligusticum peloponense.*
Per.	I. 143.	Idem.	*aquatique.*	*Phellandrium aquaticum.*
Cod.	36.	Idem.	*grande.*	*Conium maculatum.*
Cod.	36.	Idem.	*petite.*	*Œthusa cynapium.*
Per.	I. 145.	Idem.	*vireuse.*	*Cicuta virosa.*
Per.	I. 305.	CIMICIFUGA.	*fœtida.*	Racine, herbe, fleur, plante de Sibérie, vantée par Linné.
Cod.	269.	CINNABRE.	*artificiel.*	Oxide de mercure sulfuré rouge.
Cod.	268.	Idem.	*d'antimoine.*	Sulfure de mercure brun. Oxide de mercure sulfuré violet.
Cod.	36.	Idem.	*de Corinthe.*	Sulfure de mercure.
Cod.	37.	Idem.	*d'Espagne.*	Sulfure de mercure.
Cod.	36.	Idem.	*naturel.*	Sulfure de mercure natif.
Cod.	9.	Idem.	*préparé au vermillon.*	Oxide de mercure sulfuré rouge, préparé et porphyrisé.
B. ph.	181.	CINQ - CAPILLAIRES.		Le capillaire noir, le capillaire de Montpellier, le politric, le cétérache, le sauvevie.
B. Ph.	182.	FRAGMENS précieux.		L'hyacinthe, l'émeraude, le saphir, le grenat, la cornaline.
B. ph.	181.	RACINES apéritives.		Le petit houx, l'asperge, le fenouil, le persil, l'ache.

NOMS DES AUTEURS.	NOMS GÉNÉRIQUES.	NOMS SPÉCIFIQUES.	NOMS SYSTÉMATQUES.
L. D. S. 249.	CIRCÉE.	(*herbe Saint-Etienne*).	*Circeœa lutetiana.*
Cod. 32.	CIRE.	*blanche.*	Cire dépouillée de sa matière colorante.
Cod. 32.	Idem.	*jaune.*	Huile fixe concrète, (produit des abeilles).
Wirt. 34.	Idem.	*sigillaire rouge.*	(Ne sert point en médecine).
Wirt. 34.	Idem.	» *verte.*	(Quelquefois employée pour les cors, verrues).
B. ph. 644.	Idem.	*verte.*	Ou emplâtre de cire verte.
L. D. S. 713.	Idem.	*vierge.*	Nom donné au propolis, à la cire blanche plus communément.
M. ch. III. 58.	CITRATES.		Combinaisons de l'acide citrique.
Per. II. 644.	Idem.	*de chaux.*	Pierre d'yeux d'écrevisse.
Per. II. 653.	Idem.	*de potasse.*	Mixture anti-émétique de rivière.
Cod. 38.	CITRON.		Fruit du citronnier, *citrus medica.*
L. D. S. 560.	CITRONNELLE.		Nom donné à la mélisse, plus communément à l'aurone.
Cod. 38.	CITROUILLE.		(Semence de) *cucurbita citrullus.*
Cod. 128.	CIVETTE.		Substance ambrosiaque sebacée, onctueuse, fournie, par les civettes, *vivera zibetha et vivera civetta.* Cuv. 123.
Per. I. 313.	CLÉMATITE.	*droite, ou flammule.*	*Clematis erecta*, (herbes, fleurs).
Cod. 79.	CLOPORTES.		(Insecte aptère), *oniscus asellus.*
Cod.	CLOUS.	*fumans.*	Pastilles fumantes, chandelles fumantes.
Per. I. 297.	Idem.	*de girofle, ou de gérofle.*	Fleurs avant leur entier développement du *caryophillus aromaticus, eugenia caryophillata.*(Thumberg).
Ph. Vienne. 187.	CLYSSUS de nitre.		V. M. Ch. II. 84. B. Ch. I. 451, etc.
M. ch. II. 327.	COBALT.	(*métal*).	*Cobaltum*, (Gm. 314, 9 espèces).
M. ch. II. 328.	COBOLT.	(*à mouches*).	Oxide noir d'arsenic natif.
L. D. S. 256.	COCA CUCA.	(*arbrisseau*).	*Erytroxilon coca.* Les Occidentaux se servent du coca comme les Orientaux du betel, les Européens du tabac.
L. D. S. 619.	COCO.	*des Indes.*	Druppe coriacé du *coccos nucifera.*
L. D. S. 268.	Idem.	*des Maldives, (noix médicinale).*	(Coco de mer), *lontar, lontarus.* Jussieu. *Lodoicea.* (Sonnerat).
L. D. S. 268.	Idem.	*du Pérou.*	Autre espèce de coco.
Cod. 39.	COCHENILLE.		Insecte aptère (*coccus cacti*), vivant sur la feuille d'un nopal appelé *cactus coccinellifera.*
L. D. S. 257.	Idem.	*mestèque.*	Cochenille fine et domestique.
L. D. S. 258.	Idem.	*silvestre.*	Celle qui croît naturellement sur le figuier d'Inde.
Cod. 39.	COCHLEARIA.		*Cochlearia officinalis.*
Cod. 39.	CODAGAPALA.		(Le cropal ou kodagapalle). *Nerium antidyssentericum.*
Per. I. 107.	CÉANOTHE américain.		(Les jeunes pousses), antisiphylitique.

NOMS DES AUTEURS.		NOMS GÉNÉRIQUES.	NOMS SPÉCIFIQUES.	NOMS SYSTÉMATIQUES.
Cod.	45.	COIGNASSIER.		*Pyrus cydonia*, (fruit, semences).
Cod.	45.	Idem.	*de Portugal.*	*Cydonia lusitanica.* (Jussieu).
Cod.	45.	COINGS.		Fruits pyriformes des coignassiers.
Cod.	39.	COLCHIQUE.		Racine ou squamme du *colchicum autumnale.*
L. D. S.	505.	Idem.	*jaune, belle-dame jaune d'Afrique.*	*Amaryllis Africana.*
Cod.	39.	COLCOTHAR.		Oxide de fer rouge par l'acide sulfurique.
Cod.	39.	Idem.	*artificiel.*	Oxide de fer rouge, sulfate de fer calciné au rouge.
Cad.	IV. 174.	Idem.	*de vitriol.*	Sulfalte de fer suroxigéné, mêlé de beaucoup d'oxide.
L. D. S.	843.	COLLE.	*d'Angleterre (colle-forte).*	(La colle ou gelatine se retire des organes blancs ou membraneux des animaux).
B. ph.	466.	Idem.	*de peau d'âne de la Chine.*	Tablettes de hockiac.
Cod.	63.	Idem.	*de poisson.*	Colle retirée par décoction des nageoires, de la peau et des intestins de *l'accipenser sturio.*
Cod.	63.	Idem.	» *fine.*	Provenant des *accipenser hursu et rhutang.*
Cod.	229.	COLLYRE.	*corroborant.*	
Cod.	129.	Idem.	*détersif.*	
B. ph.	668.	Idem.	*d'Helvétius.*	
Cod.	138.	Idem.	*de Lanfranc.*	
Form. hôpit.		Idem.	*de Saturne.*	
Cod.	129.	Idem.	*siccatif.*	
Form. hôpit.		Idem.	*de zinc.*	
Per.	I. 19.	COLLINSONIA.	*Canadensis.*	(La racine).
Desb.	II. 97.	COLOMBO.		(La racine).
Cod.	40.	COLLOPHONE.		Térébenthine cuite, épaissie, ne différant de l'arcanson, que parce qu'elle contient plus d'huile volatile.
Cod.	39.	COLOQUINTE.		*Cucumis colocynthis*, (chair, semences).
L. D. S.	140	COLSA.		(Chou), *brassica arvensis.* Huile de colsa.
L. D. S.	262.	COLUBRINE.	*de Virginie.*	Nom de la serpentaire de Virginie.
Cod.	44.	CONCOMBRE.		*Cucumis sativus.*
L. D. S.	295.	Idem.	*d'âne.*	*Momordica elaterium.* Racine, pomme, suc, extrait.
Cod.	44.	Idem.	*sauvage.*	Nom donné au précédent.
Wirt.	36.	CONDITS.	*d'aunée.*	
Wirt.	36.	Idem.	*de berberis.*	
Wirt.	36.	Idem.	*de calamus aromaticus.*	
Wirt.	36.	Idem.	*de cerises acides.*	
Wirt.	36.	Idem.	*de chicorée.*	
Wirt.	36.	Idem.	*de citron (écorce).*	
Wirt.	36.	Idem.	*de coings.*	
Wirt.	36.	Idem.	*de cynorrhodon.*	

NOMS DES AUTEURS.		NOMS GÉNÉRIQUES.	NOMS SPÉCIFIQUES.	NOMS SYSTÉMATIQUES.
Wirt.	36.	CONDITS.	*de framboises.*	
Wirt.	36.	Idem.	*de gingembre.*	
Wirt.	36.	Idem.	*de groseilles.*	
Wirt.		Idem.	*de noix muscades.*	
Val. Cord.	161.	Idem.	*d'oranges entières.*	
Val. Cord.	161.	Idem.	*d'oranges (fleurs).*	
Val. Cord.	161.	Idem.	*d'oranges (écorce).*	
Wirt.	36.	Idem.	*de panicaut.*	
Wirt.	36.	Idem.	*de satyrium.*	
Wirt.	36.	Idem.	*de scorsonère.*	
L. D. S.	240.	CONDRILLE.		*Condrilla juncea.*
L. ph.	655.	CONFECTIONS.	*d'acorus.*	
Cod.	79.	Idem.	*alkermes.*	
Wirt.	36.	Idem.	» *incomplète.*	
L. ph.	596.	Idem.	*d'althea.*	
Wirt.	37.	Idem.	*d'anis laxative.*	
Wirt.	37.	Idem.	*de canelle royale.*	
L. ph.	656.	Idem.	*céphalique de Mynsicht.*	
		Idem.	*de cochléaria.*	
L. ph.	165.	Idem.	*d'euphraise.*	
L. ph.	165.	Idem.	*de fumeterre.*	
L. ph.	666.	Idem.	*de gingembre.*	
Cod.	96.	Idem.	*Hamech.*	
L. ph.	164.	Idem.	*d'hyssope.*	
Cod.	78.	Idem.	*hyacinthe.*	
Ph. Genev.	158.	Idem.	*japonaise.*	
Ph. Lond.		Idem.	*d'opium.*	
Cod.	105.	Idem.	*de rebecca.*	Ou rotules béchiques.
L. ph.	165.	Idem.	*de rhue.*	
L. ph.	593.	Idem.	*de roses.*	
L. ph.	164.	Idem.	*de rossolis.*	
L. ph.	653.	Idem.	*de sassafras.*	
L. ph.	165.	Idem.	*de scordium.*	
Wirt.	27.	Idem.	*sèches.*	
L. ph.	632.	Idem.	*de storax.*	
L. ph.	670.	Idem.	*styptique.*	
L. ph.	165.	Idem.	*de tamarisc.*	
L. ph.	652.	Idem.	*thériacale.*	
Cod.	40.	CONISE.	*(plante).*	*Conisa squarrosa.*
Cod.	65.	CONSERVES.	*d'absynthe.*	
Cod.	65.	Idem.	*d'ache.*	

NOMS DES AUTEURS.		NOMS GÉNÉRIQUES.	NOMS SPÉCIFIQUES.	NOMS SYSTÉMATIQUES.
Cod.	67.	CONSERVES.	*d'alleluia.*	
Cod.	67.	Idem.	*d'angélique.*	
Wirt.	38.	Idem.	*de becabunga.*	
Wirt.	37.	Idem.	*de cloportes.*	
Cod.	66.	Idem.	*de cochléaria.*	
Cod.	66.	Idem.	*de cynorrhodon.*	
Wirt.	38.	Idem.	*d'euphraise.*	
Cod.	64.	Idem.	*de fleurs de betoine.*	
Cod.	64.	Idem.	» *de bourrache.*	
Cod.	64.	Idem.	» *de buglosse.*	
Cod.	64.	Idem.	» *de camomille romaine.*	
Wirt.	38.	Idem.	» *de chicorée.*	
Cod.	64.	Idem.	» *de genet.*	
Cod.	64.	Idem.	» *de giroflées jaunes.*	
Cod.	64.	Idem.	» *de grenade.*	
Cod.	64.	Idem.	» *d'hyssope.*	
Cod.	64.	Idem.	» *de mélisse.*	
Cod.	64.	Idem.	» *de muguet.*	
Cod.	64.	Idem.	» *d'œillets.*	
Cod.	64.	Idem.	» *d'oranges.*	
		Idem.	» *de pâquerettes.*	
Cod.	64.	Idem.	» *de pavots rouges.*	
Cod.	64.	Idem.	» *de pied-de-chat.*	
Cod.	64.	Idem.	» *de pivoine mâle.*	
Cod.	64.	Idem.	» *primevère.*	
Cod.	64.	Idem.	» *de romarin.*	
Cod.	64.	Idem.	» *de sauge.*	
Cod.	64.	Idem.	» *de souci.*	
Cod.	64.	Idem.	» *de tilleul.*	
Cod.	64.	Idem.	» *de tussilage.*	
Cod.	64.	Idem.	» *de violette.*	
Cod.	65.	Idem.	*de lierre terrestre.*	
Ph. Genev.	81.	Idem.	*de lys blancs.* (Sommités).	
Wirt.	38.	Idem.	*de menthe.*	
Cod.	56.	Idem.	*d'oseille.*	
Disp. brand.	49.	Idem.	*pectorale.*	
Ph. roy. L. II.	24.	Idem.	*de prunes sauvages.*	
Wirt.	38.	Idem.	*de pulpe de citron.*	
Cod.	67.	Idem.	*de racine d'angélique.*	
Cod.	67.	Idem.	» *de chardon roland.*	

NOMS DES AUTEURS.			NOMS GÉNÉRIQUES.	NOMS SPÉCIFIQUES.	NOMS SYSTÉMATIQUES.
Cod.		66.	CONSERVE.	» *d'enula campana.*	
Cod.		67.	Idem.	» *de satyrium.*	
Cod.		65.	Idem.	*de roses (liquide).*	
Wirt.		38.	Idem.	» *pâles.*	
Wirt.		38.	Idem.	» *rouges.*	
Cod.		66.	Idem.	» *(solide).*	
Wirt.		38.	Idem.	» *vitriolée.*	
Alib.	II.	585.	Idem.	*de rue.*	
Wirt.		38.	Idem.	*de scabieuse.*	
Wirt.		38.	Idem.	*spagyrique complète.*	
Wirt.		38.	Idem.	» *incomplète.*	
Wirt.		38.	Idem.	* *de Véronique.*	
Cod.		40.	CONSOUDE.	*grande.*	*Symphitum officinale.*
Cod.		40.	Idem.	*moyenne.*	*Ajuga pyramidalis.*
Cod.		40.	Idem.	*petite.*	*Prunella vulgaris.*
Cod.		40	Idem.	*royale.*	*Delphinium consolida*, (les fleurs).
Cod.		40.	CONTRAYERVA.		Racine du dorstenia contrayerva.
Cod.		40.	Idem.	*du Mexique, ou nouveau contrayerva.*	*Psoralea pentaphylla*, (le contrayerva se retire de l'une et l'autre espèce).
Cod.		41.	COPAL.	*(résine).*	*Rhus copallinum.*
Cod.		42.	COQ des jardins.		Nom de l'herbe du coq.
Cod.		90.	COQUELICOT.		(Fleurs), *papaver rheas.*
Cod.		97.	COQUE LOURDE.		*Anemone pulsatilla.*
L. D. S.		26.	COQUERET.		Nom de l'alkekenge.
Cod.		39.	COQUES.	*de cacao.*	Coques du fruit du *theobroma cacao.*
L. D. S.		256.	Idem.	*du Levant.*	*Menispermum cocculus.* (fruit).
B. ch.	I.	182.	COQUILLES.	*d'huître calcinées.*	(Fournissent la chaux pure).
B. ch.	I.	182.	Idem.	*d'huître préparées.*	Ecailles de *l'ostrea edulis* lavées, pulvérisées et broyées.
B. ph.		116.	Idem.	*de moules de mer préparées.*	Coquilles du *mytilus edulis* préparées comme ci-dessus.
B. ch.	I.	169.	Idem.	*d'œufs calcinés.*	Coquilles des œufs du *phasianus gallus* calcinées.
B. ph.		116.	Idem.	» *préparés.*	*Idem*, préparées.
Cod.		41.	CORAIL.	*blanc.*	Zoophyte solide, soutenant une espèce de ruche pierreuse formée par des polypiers marins.
			Idem.	» *préparé.*	Corail blanc lavé, pulvérisé et broyé.
Cod.		41.	Idem.	*rouge.*	*Isis nobilis* ou *gorgonia nobilis.* Gm. 3805.
Cod.		8.	Idem.	» *préparé.*	Corail rouge lavé, pulvérisé et broyé.
Cod.		41.	CORALLINE.	*officinale.*	*Corallina officinalis*, *conferva corallina.*

* Les conserves se distinguent en conserves simples et conserves composées; les conserves simples se divisent en solides, molles, et liquides, qui renferment les tablettes, les conserves et les sirops; les composées sont, les tablettes purgatives, les pilules, les électuaires.

NOMS DES AUTEURS.		NOMS GÉNÉRIQUES.	NOMS SPÉCIFIQUES.	NOMS SYSTÉMATIQUES.
Schw. I.	92.	CORALLINE.	*de mer.*	(Mousse de Corse) *conferva helmin thocorton, fucus helmin tocorton.* (Latourette), etc.
B. ph.	114.	Idem.	*préparée.*	
Cod.	41.	CORIANDRE.		*Coriandrum sativum.*
Per. I.	86.	CORIS MOMS-PELIENSIS.		(Employé par les Arabes contre les maladies syphilitiques).
Cod.	41.	CORNALINE.	(*pierre précieuse*).	Quartz agate cornaline, *silex carneolus.*
Cod.	42.	CORNE.	*de cerf* (*plante*),	*Plantago coronopifolia.*
Cod.	42.	Idem.	» *bâtarde.*	Variété de l'espèce ci-dessus.
L. D. S.	278.	Idem.	» *d'eau.*	*Cochlearia coronopus*
Cod.	12.	Idem.	*de cerf calcinée.*	
Wirt.	59.	Idem.	» *dorée.*	Corne de cerf préparée, mêlée avec des feuilles d'or et calcinée.
Cod.	41.	Idem.	» *entière.*	Corne, cornichons du *cervus elaphus.*
Cod.	10.	Idem.	» *préparée philosophiquement.*	Corne de cerf bouillie dans l'eau et dont on a enlevé l'épiderme et la moëlle.
Cod.	41.	Idem.	» *rapée.*	(Variété).
Cod.	127.	Idem.	*de pied d'élan.*	Matière cornée du pied du *cervus alces.*
Wirt.	39.	Idem.	*de rhinocéros.*	Corne du *rhinoceros unicornis.*
Wirt.	50.	CORNEILLE.	(*chasse bosse*).	*Lysimachia vulgaris.*
Cod.	42.	CORNOUILLER.		*Cornus mascula.*
D. H. N.		COROSSOLIER.	(*arbre*).	*Anone reticulata.*
L. D. S.	283.	COSTUS.	*amer.*	*Costus arabicus.*
Cod.	42.	Idem.	*arabique.*	*Costus arabicus.*
L. D. S.	283.	Idem.	*doux.*	(Variétés).
B. Ph.	461.	COTIGNAC.		Nom de la gelée de coings.
Cod.	21.	COTON.		Fourni par le *gossypium arboreum* et le *goss. herbaceum.*
L. D. S.	585.	Idem.	*de la Chine.*	Fournit le moxa, retiré de *l'artemisia chinensis.*
L. D. S.	938.	Idem.	*des Indes.*	(La graine).
L. D. S.	937.	Idem.	*de Malte.*	Ce coton provient du *gossypium herbaceum.*
L. D. S.	282.	COUDRIER.		(Les amandes, l'huile), *corylus avellana.*
Cod.	22.	COULEUVRÉE.	(*navet du diable*).	Nom de la bryone.
Cod.	126.	COUPEROSE.	*blanche.*	Sulfate de zinc.
Cod.	126.	Idem.	*bleue.*	Sulfate de cuivre.
Cod.	126.	Idem.	*verte.*	Sulfate de fer.
Cod.	44.	COURGE.		*Cucurbita lagenaria.*
Cod.	42.	COURONNE IMPÉRIALE.		*Fritillaria imperialis.*
God. pharm.	89.	CRAIE.	*blanche.*	Carbonate de chaux, *Creta scriptoria.* Gm. 86.
Cod.	43.	Idem.	*de Briançon.*	Talc écailleux d'un blanc nacré.
B. ph.	118.	Idem.	» *lavée.*	

NOMS DES AUTEURS.			NOMS GÉNÉRIQUES.	NOMS SPÉCIFIQUES.	NOMS SYSTÉMATIQUES.
Cod.		10.	CRAIE.	» *préparée.*	
Cod.		98.	CRAN.		Nom du raifort.
Cod.		98.	CRANSON.		Nom du cochléaria.
Cod.		112.	CRAPAUDINE.		*Syderitis hirsuta.*
B. phi.		97.	CRÊME.	*de chaux.*	Carbonate calcaire.
Alib.	II.	649.	Idem.	*pectorale.*	
Cod.		2.	Idem.	*de soufre.*	Soufre porphyrisé.
Mor.	III.	179.	Idem.	*de tartre.*	Tartrite acidule de potasse.
Mor.	III.	179.	Idem.	» *soluble.*	Tartrite acidule de potasse soluble.
Mor.	II.	213.	Idem.	*ou pommade pour le teint.*	Crême à la sultane, crême au limon, etc.
Cod.		82.	CRESSON.	*Alenois ou nasitor.*	*Lepidum sativum.*
Bon jard.		63.	Idem.	*du Brésil.*	*Spilanthus bresilianus.*
L. D. S.		241.	Idem.	*doré.*	Nom du cresson de roche.
Cod.		27.	Idem.	*élégant.*	*Cardamine pratensis*, (herbe, fleurs).
Cod.		82.	Idem.	*de fontaine.*	*Sysimbrium nasturtium*, (herbe).
Cod.		27.	Idem.	*d'Inde.*	Nom de la capucine.
Bon jard.		62.	Idem.	*de para.*	*Spilantus oleracea*, (excellent odontalgique).
L. D. S.		189.	Idem.	*des prés.*	Nom du cresson élégant.
L. D. S.		241.	Idem.	*de roche.*	*Chrysosplenium oppositifolium.*
L. D. S.		449.	Idem.	*sauvage.*	Nom de la corne de cerf-d'eau.
Cod.		280.	CROCUS.	*metallorum.*	Oxide d'antimoine sulfuré demi-vitreux.
Cod.		55.	CROISETTE.	(*croisette gentiane*).	*Gentiana cruciata.*
Cod.		43.	Idem.	*velue.*	*Valantia cruciata.*
L. D. S.		364.	CROIX de Jérusalem.		*Lychnis calcedonica.*
Cod.		261.	CRISTAL.	*minéral.*	Nitrite de potasse mêlé de sulfate de potasse, ou nitrate de potasse fondu.
Cod.		54.	Idem.	*de roche.*	Quartz hyalin, *crystallus montana.*
B. ch.	II.	328.	CRISTAUX.	*de bismuth par l'acide nitreux.*	Nitrate de bismuth cristallisé.
B. ch.	II.	273.	Idem.	*de cobalt par l'acide marin.*	Muriate de cobalt cristallisé.
B. ch.	II.	275.	Idem.	*de cobalt par l'acide vitriolique.*	Sulfate de cobalt cristallisé.
Cod.		253.	Idem.	*de lune ou nitre lunaire.*	Nitrate d'argent cristallisé.
B. ch.	II.	403.	Idem.	*de mercure ou nitre mercuriel.*	Nitrate de mercure cristallisé.
B. ch.	II.	453.	Idem.	*de mercure avec le vinaigre distillé.*	Acétate de mercure cristallisé.
B. ch.		96.	Idem.	*d'or.*	Muriate d'or cristallisé en (octaèdres ou en prismes).
B. ch.	II.	24.	Idem.	*de soude.*	Carbonate de soude cristallisé.

NOMS DES AUTEURS.		NOMS GÉNÉRIQUES.	NOMS SPÉCIFIQUES.	NOMS SYSTÉMATIQUES.
L. ch. p. B.	131, 132	CRISTAUX.	*de Vénus.*	Acétate de cuivre cristallisé.
Cod.	44.	CUBEBES.		*Piper cubeba.*
Syst. c. ch. V.	13.	CUIVRE.	*(métal).*	(Cuivre vierge). Ses combinaisons usitées.
Ph. Genev.	133.	CUIVRE.	*ammoniacal.*	(Contre l'épilepsie). V. Alib. I. 478.
Wirt.	4.	Idem.	*brûlé.*	*(Œs ustum)*, cuivre calciné.
L. D. S.	98.	Idem.	*jaune ou laiton.*	Alliage de cuivre et zinc.
L. D. S.	61.	Idem.	*rosette.*	Cuivre fondu et épuré.
Cod.	44.	CUMIN.		*Cuminum cyminum.*
L. D. S.	298.	Idem.	*doux.*	C'est l'anis ordinaire.
L. D. S.	612.	Idem.	*faux, (nielle du Levant).*	*Nigella damascena.*
L. D. S.	670.	CURAGE.		Nom du poivre d'eau.
Cod.	44	CURCUMA.	ou *terra merita.*	*Cucurma longa* (la racine).
Cod.	44.	CUSCUTE.		*Cuscuta europœa*, (toute la plante).
Cod.	45.	CYCLAMEN.	*(pain de pourceau).*	*Cyclamen europœum.*
Cod.	45.	CYMBALLAIRE.		*Anthyrrhinum cymballaria*, (herbe).
Cod.	45.	CYNOGLOSSE.	*(ou langue de chien).*	*Cynoglossum officinale*, (racine, feuilles).
Cod.	45.	CYNORRHODON.		*Rosa canina*, (fleurs, fruits, racine).
Cod.	44.	CYPRÈS.	*(noix de),*	*Cupressus semper virens*, (la noix).
L. D. S.	309.	CYTISE.		*Cytisus laburnum.*

D

NOMS DES AUTEURS.		NOMS GÉNÉRIQUES.	NOMS SPÉCIFIQUES.	NOMS SYSTÉMATIQUES.
Cod.	90.	DATTES.		Druppe mou du *phœnix dactilifera.*
Cod.	46.	DAUCUS DE CRÈTE.		*Athamanta cretensis.*
Cod.	18.	DÉCOCTION.	*amère.*	
Alib.	I. 87.	Idem.	*d'angusture.*	
Cod.	18.	Idem.	*antiscorbutique.*	
Cod.	18.	Idem.	*antivénérienne.*	
Cod.	19.	Idem.	*aromatique.*	
Cod.	16.	Idem.	*blanche du Codex.*	
B. ph.	705.	Idem.	» *de Sydenham.*	
Disp. Brand.	52.	Idem.	*de chanvre.*	
Cod.	20.	Idem.	*émolliente.*	
Cod.	10.	Idem.	*pectorale.*	
Ph. Swediaur.		Idem.	*de Pollini.*	
Ph. Ful.		Idem.	*Pourpre de Fuller.*	
Cod.	15.	Idem.	*rouge apéritive.*	
Cod.	17.	Idem.	*sudorifique.*	
Ph. Ful.		Idem.	*sacrée de Fuller.*	
Disp. Brand.	54.	Idem.	*ou tisanne de Lower.*	Nom donné à la tisanne de Sainte-Catherine.
Alib.	II. 616.	Idem.	*tonique de quinquina.*	

NOMS DES AUTEURS.			NOMS GÉNÉRIQUES.	NOMS SPÉCIFIQUES.	NOMS SYSTÉMATIQUES.
L. D. S.		315.	DENT DE LION.		(Ou pissenlit). *Leontodon taraxacum.*
Cod.		46.	DENTAIRE.	*grande.*	*Lathrea squamaria.*
L. D. S.		314.	Idem.	*petite.*	*Dentaria pentaphyllos.*
Cod.		46.	DENTELAIRE.		*Plumbago europæa.*
B. Ph.		669.	DENTIFRICES.		(Remèdes pour les dents).
L. D. S.		314.	DENTS D'ANIMAUX.		(Ne sont plus en usage).
L. Ph.		425.	DÉPILATOIRES.		(Médicamens employés pour faire tomber le poil).
L. Ph.		756.	Idem.	*des Turcs.*	Appelés *rusma.*
Cod.		158.	DESSICATIF.	*rouge.*	Onguent dessicatif rouge.
B. Ph.		660.	DIABOTANUM.		Emplâtre *diabotanum.*
B. Ph.		651.	DIACHYSON.	*gommé.*	Emplâtre diachylon gommé.
B. Ph.		650.	Idem.	*simple.*	Emplâtre diachylon simple.
B. Ph.		124.	DIAGREDE.		Scamonée préparée et adoucie.
B. Ph.		124.	Idem.	*cydonié.*	Scamonée traitée avec le suc de coings.
B. Ph.		124.	Idem.	*glicyrrhisé.*	Scamonée préparée avec la réglisse.
Wirt.		42.	Idem.	*rosat.*	Scamonée préparée avec l'infusion de roses.
Wirt.		42.	Idem.	*sulfuré.*	Scamonée préparée avec le soufre.
M. ch.	I.	29.	DIAMANT.		Quartz hyalin limpide, (carbone pur).
Cod.		167.	DIAPALME.		Emplâtre diapalme.
Cod.		100.	DIAPHŒNIC.		Electuaire diaphénique, (conserve composée).
Wirt.		42.	DIAPHORÉTIQUE.	*jovial.*	Nom donné à l'antihectique de Poterius.
Wirt.		42.	Idem.	*martial.*	Nom de l'antimoine diaphorétique martial.
Cod.		277.	Idem.	*minéral.*	(Antimoine diaphorétique). Oxide d'antimoine par le nitre.
Cod.		277.	Idem.	» *non lavé.*	(Fondant de Rotrou), l'oxide ci-dessus non lavé.
Cod.		95.	DIAPRUN.	*simple.*	Electuaire diaprun simple. } (conserves composées).
Cod.		96.	Idem.	*solutif.*	Electuaire diaprun solutif. }
Cod.		89.	DIASCORDIUM.	(*électuaire*).	*(Diascordium de Fracastor)*. Conserve composée.
Cod.		46.	DICTAMNE.	*blanc.*	*Dictamnus albus*, (la racine).
Cod.		47.	Idem.	*de crète.*	*Origanum dictamnus*, (feuilles).
Cod.		47.	DIGITALE.	*pourprée.*	*Digitalis purpurea*, (racine, feuilles).
B. ch.	III.	7.	DISSOLUTION.	*d'argent de coupelle dans l'acide nitreux.*	Dissolution nitrique d'argent évaporée. Cristaux de lune, nitrate d'argent.
B. ch.	II.	642.	Idem.	*de cuivre dans l'acide marin.*	Dissolution muriatique de cuivre.
B. ch.	II.	641.	Idem.	» *dans l'acide nitreux.*	Dissolution nitrique de cuivre.
B. ch.	II.	637.	Idem.	» *dans l'acide vitriolique.*	Dissolution sulfurique de cuivre.
B. ch.	II.	643.	Idem.	» *dans l'eau régale.*	Dissolution nitro-muriatique de cuivre.
B. ch.	II.	591.	Idem.	*de fer dans l'acide marin.*	Dissolution muriatique de fer.

NOMS DES AUTEURS.	NOMS GÉNÉRIQUES.	NOMS SPÉCIFIQUES.	NOMS SYSTÉMATIQUES.
B. ch. II. 585.	DISSOLUTION.	» *dans l'acide nitreux.*	Dissolution nitrique de fer.
B. ch. II. 570.	Idem.	» *dans l'acide vitriolique.*	Dissolution de fer dans l'acide sulfurique.
B. ch. II. 592.	Idem.	» *dans l'eau régale.*	Dissolution de fer dans l'acide nitro-muriatique.
B. ch. II. 488.	Idem.	*d'étain dans l'acide marin.*	Dissolution muriatique d'étain. Muriate d'étain.
B. ch. II. 486.	Idem.	» *dans l'acide nitreux.*	Dissolution nitrique d'étain, (au minimum).
B. ch. II. 485.	Idem.	» *dans l'acide vitriolique.*	Dissolution sulfurique d'étain. Sulfate d'étain.
B. ch. II. 491.	Idem.	» *dans l'eau régale.*	Dissolution nitro-muriatique d'étain. Nitro muriate d'étain.
B. ch. II. 403.	Idem.	*de mercure dans l'acide nitreux.*	Dissolution nitrique de mercure. Nitrate de mercure.
B. ch. II. 67.	Idem.	*d'or dans l'eau régale.*	Dissolution nitro-muriatique d'or.
B. ch. III. 134.	Idem.	*de platine dans l'eau régale.*	Dissolution nitro-muriatique de platine.
B. ch. II. 437.	Idem.	*de régule d'antimoine dans l'eau régale.*	Dissolution nitro-muriatique d'antimoine.
B. ch. II. 273.	Idem.	*de régule de cobalt dans l'acide marin.*	Dissolution muriatique de cobalt.
B. ch. II. 272.	Idem.	» *dans l'acide nitreux.*	Dissolution nitrique de cobalt.
B. ch. II. 266.	Idem.	» *dans l'acide vitriolique.*	Dissolution sulfurique de cobalt.
B. ch. II. 275.	Idem.	» *dans l'eau régale.*	Dissolution nitro-muriatique de cobalt, (encre de sympathie).
B. ch. II. 434.	Idem.	*de zinc dans l'acide vitriolique.*	Dissolution sulfurique de zinc. Donne le sulfate de zinc.
Per. 303.	DOLICHOS SOJA.		(Semences) antiputride.
Cod. 22.	DOMPTE VENIN.		*Asclepias vincetoxicum.*
	DORADILLE.		Nom français générique des *asplenium.*
Cod. 47.	DORONIC.	*à feuilles en cœur.*	*Doronicum pardalianches.*
Per. 330.	Idem.	*à feuilles opposées.*	Nom de *l'arnica.*
Per. 329.	Idem.	*à feuilles de plantain.*	*Doronicum plantagineum.*
Cod. 112.	DOUCE AMÈRE.	(*Vigne de Judée*).	*Solanum dulcamara*, (tiges, feuilles).
L. D. S. 734.	DOUVE.	*petite douve.*	*Ranunculus flammula.*
Wirt. 111.	DRAGÉES.	*contre les vers.*	
L. D. S. 460.	Idem.	*de Saint-Roch.*	Baies de genièvre en dragées.
Baumé, Tarif.	Idem.	*de semen contra.*	Semences de *l'artemisia Judaïca*, *A. contra* confites dans du sucre.
B. ph. 555.	Idem.	*vermifuges.*	
R. P.	Idem.	*vermifuges (au chocolat).*	(Du docteur Poissonnier), chez l'auteur du répertoire.

NOMS DES AUTEURS.		NOMS GÉNÉRIQUES.	NOMS SPÉCIFIQUES.	NOMS SYSTÉMATIQUES.

E

Cod.	187.	EAU.	*d'absynthe.*	Eau distillée d'absynthe.
L. ph. u.	750.	Idem.	*d'ache.*	» distillée d'ache.
Wirt.	9.	Idem.	*d'acorus verus.*	» distillée *d'acorus verus.*
Wirt.	9.	Idem.	*acoustique.*	(Ou baume acoustique). Ammoniaque alcoholisé.
Cod.	208.	Idem.	*admirable.*	(Ou divine). Alcohol divin.
B. ph.	283.	Idem.	*d'aigremoine.*	Eau distillée d'aigremoine.
L. ph. u.	853.	Idem.	*d'Albert-le-Grand.*	(Espèce d'eau styptique).
L. ph. u.	748.	Idem.	*d'alchimille.*	Eau distillée d'alchimille.
L. ph. u.	770.	Idem.	*alexipharmaque.*	Alcohol digéré alexipharmaque.
Ph. veter.	104.	Idem.	*d'alibourg.*	(Dissolution métallico-végétale).
Cod.	190.	Idem.	*d'alkekenge.*	Eau distillée d'alkekenge.
L. ph. u.	817.	Idem.	*d'aloès.*	» distillée d'aloès (pour fomentations).
Cod.	210.	Idem.	*alumineuse.*	(Alun en dissolution dans des eaux distillées).
Ph. Swedi.	548.	Idem.	» *de Bateus.*	Idem.
L. ph. u.	821.	Idem.	» *de Liebaut.*	Idem.
L. ph. u.	750.	Idem.	*analeptique.*	
Wirt.	9.	Idem.	*d'anet.*	Eau distillée d'anet.
B. ph.	454.	Idem.	*d'anis.*	» distillée d'anis.
L. ph. u.	779.	Idem.	*d'Ange.*	» distillée de myrthe.
Wirt.	11.	Idem.	*antiasthmatique.*	Alcohol antiasthmatique.
L. ph. u.	838.	Idem.	*antidyssenterique.*	Eau distillée antidyssenterique.
Cod.	205.	Idem.	*antiépileptique.*	Alcohol antiépileptique.
Mor. II.	282.	Idem.	*antihystérique.*	Alcohol antihystérique.
Wirt.	20.	Idem.	*antimélancolique.*	Alcohol antimélancolique.
L. ph. u.	805.	Idem.	*antinéphrétique de Bellegarde.*	Alcohol antinéphrétique de Bellegarde.
L. ph. u.	804.	Idem.	» *de Mynsicht.*	Eau distillée antinéphrétique.
Alib. II.	656.	Idem.	*antiophtalmique.*	
B. ph.	182.	Idem.	*antipleurétiques (les quatre).*	Ce sont les eaux de scabieuse, de chardon-bénit, de pissenlit et de coquelicot.
Cod.	203.	Idem.	*antiscorbutique.*	Eau distillée antiscorbutique.
L. ph. u.	797.	Idem.	» *de Mynsicht.*	Idem de Mynsicht.
Wirt.	10.	Idem.	» *tempérée.*	Idem tempérée.

* La pharmacie réclame impérieusement une nomenclature à l'instar de celles créées pour la médecine et la chimie. Les combinés alcoholiques pourraient se diviser en alcohols digérés et en alcohols distillés. Dans la premiere classe seraient les teintures ou essences, les élixirs, qui n'ont besoin que du secours de la digestion; la seconde comprendrait les esprits, les eaux spiritueuses que l'on retire par la distillation.

NOMS DES AUTEURS.	NOMS GÉNÉRIQUES.	NOMS SPÉCIFIQUES.	NOMS SYSTÉMATIQUES.
Cod. pharm. 260.	EAU.	*antisyphillitique.*	(Ou liqueur de Vantswieten). Solution de muriate de mercure oxigéné.
Desb. I. 190.	Idem.	*antivénérienne de Quercetan.*	
	Idem.	*apéritive camphrée.*	
L. ph. u. 792.	Idem.	*apoplectique.*	Eau distillée apoplectique.
Wirt. 10.	Idem.	*» spiritueuse.*	Alcohol apoplectique.
B. ph. 366.	Idem.	*de Dardel.*	Alcohol de Dardel.
Cod. 185.	Idem.	*d'Argentine.*	Eau distillée d'Argentine.
B. ph. 207.	Idem.	*d'Armagnac.*	(Essence céphalique, eau de bonferme). Alcohol céphalique.
Cod. 185.	Idem.	*d'armoise.*	Eau distillée d'armoise.
B. ph. 371.	Idem.	*d'arquebusade.*	» vulnéraire, alcohol vulnéraire.
Wirt.	Idem.	*d'arrête-bœuf.*	» distillée d'arrête-bœuf.
L. ph. u. 758.	Idem.	*arthritique.*	
Desb. I. 190.	Idem.	*d'Audoucest.*	
L. ph. u. 749.	Idem.	*d'aunée.*	» distillée d'aunée.
L. ph. u. 750.	Idem.	*d'aurone.*	» distillée d'aurone.
Wirt. 11.	Idem.	*balsamiq. de Rivière.*	Alcohol balsamique de Rivière.
Cod. 185.	Idem.	*de barbeau.*	» distillée de barbeau.
Cod. 185.	Idem.	*de bardane.*	» distillée de bardane.
B. ph. 713.	Idem.	*de Barnaval.*	(Liniment de Barnaval).
Mor. I. 405.	Idem.	*de basilic.*	Eau distillée de basilic.
Cod. 188.	Idem.	*de baies de genièvre.*	» distillée de baies de genièvre.
Cod. 187.	Idem.	*» de laurier.*	» distillée de baies de laurier.
L. ph. u. 855.	Idem.	*» de sureau.*	» distillée de baies de sureau.
Mor. III. 65.	Idem.	*de Beaufort.*	(Eau et acide sulfurique aqueux).
Cod. 186.	Idem.	*de becabunga.*	Eau distillée de becabunga.
Ph. Lon. II. 517.	Idem.	*de Belloste.*	(Acide muriatique et alcohol faible digéré sur du safran).
Ph. Edimb. 45.	Idem.	*bénite.*	
Ph. Edimb. 45.	Idem.	*» composée.*	
L. ph. u. 814.	Idem.	*» de Ruland.*	
Wirt. 11.	Idem	*» de serpolet.*	Eau distillée de serpolet.
L. ph. u. 749.	Idem.	*de benoite.*	» distillée de benoite.
L. ph. u. 750.	Idem.	*de berberis.*	» distillée de berberis.
Cod. 191.	Idem.	*de bergamotte.*	» distillée de bergamotte.
Cod. 186.	Idem.	*de berle.*	» distillée de berle.
Cod. 186.	Idem.	*de bétoine.*	» distillée de bétoine.
L. ph. u. 77.	Idem.	*bézoardique.*	
R. P.	Idem.	*blanche.*	» de Pibrac, (contre la gonorrhée).
Cod. 186.	Idem.	*de bluet.*	» distillée de bluet.

NOMS DES AUTEURS.		NOMS GÉNÉRIQUES.	NOMS SPÉCIFIQUES.	NOMS SYSTÉMATIQUES.
Cod.	191.	EAU.	*de bois d'aigle.*	Eau distillée de bois d'aigle.
Cod.	191.	Idem.	„ *d'aloès.*	„ distillée de bois d'aloès.
Cod.	191.	Idem.	„ *de cerisier.*	„ distillée de bois de cerisier.
Cod.	191.	Idem.	„ *de Rhodes.*	„ distillée de bois de Rhodes.
Cod.	191.	Idem.	„ *de santal citrin.*	„ distillée de bois de santal citrin.
Cod.	191.	Idem.	„ *de sassafras.*	„ distillée de bois de sassafras.
Wirt.	19.	Idem.	„ *de sassafras composée.*	Alcool aqueux distillé de sassafras.
B. ph.	207.	Idem.	*de bon ferme.*	(Essence céphalique). Alcool céphaliqué, (baume d'Armagnac).
Mor.	III. 190.	Idem.	*de boules de Mars.*	(Alcool aqueux digéré sur les boules de Mars).
B. ph.	379.	Idem.	*de bouquet.*	(Eau de toilette). Alcool de bouquet).
Cod.	186.	Idem.	*de bourrache.*	Eau distillée de bourrache.
Wirt.	8.	Idem.	*de bourse à pasteur.*	„ distillée de bourse à pasteur.
L. ph. u.	829.	Idem.	*de bryone composée.*	Alcool aqueux de bryone.
Cod.	186.	Idem.	*de bugle.*	Eau distillée de bugle.
Cod.	186.	Idem.	*de buglose.*	„ distillée de buglose.
L. ph. u.	750.	Idem.	*de calament.*	„ distillée de calament.
B. ph.	189.	Idem.	*de calices de roses.*	„ distillée de calices de roses.
Cod.	187.	Idem.	*de camomille romaine.*	„ distillée de camomille romaine.
Cod.	191.	Idem.	*de canelle.*	„ distillée de canelle.
Wirt.	14.	Idem.	„ *et buglose.*	„ „ „ et buglose.
Wirt.	14.	Idem.	„ *et coings.*	„ „ „ et coings.
Wirt.	14.	Idem.	„ *cordiale.*	„ „ „ cordiale.
L. ph. u.	169.	Idem.	„ *orgée.*	„ „ „ orgée.
Cod.	195.	Idem.	„ *spiritueuse.*	Alcool de canelle.
Wirt.	14.	Idem.	„ *au vin.*	Alcool aqueux de canelle.
Wirt.	12.	Idem.	*carminative.*	Eau distillée carminative.
Wirt.	13.	Idem.	„ *officinale.*	Alcool digéré carminatif. (Rossolis).
Wirt.	10.	Idem.	„ *spiritueuse.*	Alcool distillé carminatif.
L. ph. u.	787.	Idem.	„ *de Sylvius.*	Alcool carminatif de Sylvius.
Wirt.	9.	Idem.	*de carvi.*	Eau distillée de carvi.
Mor.	I. 410.	Idem.	*de cascarille.*	„ distillée de cascarille.
Cod.	188.	Idem.	*de casse-lunette.*	„ distillée de bluet.
B. T.		Idem.	*de castor.*	(Hors d'usage).
L. ph. u.	799.	Idem.	*de castoreum.*	Alcool de castoreum.
B. ch.	II. 655.	Idem.	*céleste.*	(Dissolution de cuivre dans l'ammoniaque).
Cod.	186.	Idem.	*de centaurée.*	Eau distillée de centaurée.
Cod.	186.	Idem.	*de centinode.*	„ distillée de centinode.
Wirt.	13.	Idem.	*céphalique.*	Alcool céphalique de Charles-Quint.
Cod.	817.	Idem.	*de cerfeuil.*	Eau distillée de cerfeuil.

NOMS DES AUTEURS.		NOMS GÉNÉRIQUES.	NOMS SPÉCIFIQUES.	NOMS SYSTÉMATIQUES.
Cod.	190.	EAU.	*de cerises noires.*	Eau distillée de cerises noires.
L. ph. u.	749.	Idem.	*de chamædrys.*	„ distillée de *chamædrys.*
L. ph. u.	749.	Idem.	*de chamæpitis.*	„ distillée de *chamæpitis.*
Wirt.	12.	Idem.	*de chapon.*	„ distillée de chapon.
Cod.	186.	Idem.	*de chardon-bénit.*	„ distillée de chardon-bénit.
Wirt.		Idem.	*de chausse-trape.*	„ distillée de chausse-trape.
B. ph.	95.	Idem.	*de chaux.*	
B. ph.	917.	Idem.	„ *d'écailles d'huîtres.*	
B. ph.	96.	Idem.	„ *seconde.*	
Wirt.	11.	Idem.	„ *vive.*	
Ph. Swedi.	549.	Idem.	„ *et quinquina.*	
Cod.	186.	Idem.	*de chélidoine.*	Eau distillée de chélidoine.
Cod.	186.	Idem.	*de chicorée sauvage.*	„ distillée de chicorée sauvage.
L. ph. u.	750.	Idem.	*de chiendent.*	„ distillée de chiendent.
Cod.	190.	Idem.	*de citron.*	„ distillée de citron.
Cod.	1.	Idem.	*de citrouille.*	„ distillée de citrouille.
Cod.	186.	Idem.	*de cochléaria.*	„ distillée de cochléaria.
Wirt.	15.	Idem.	*de cœur-de-cerf.*	„ distillée de cœur-de-cerf.
L. ph. u.	743.	Idem.	*de coings.*	„ distillée de coings.
B. ph.	368.	Idem.	*de Cologne.*	Alcool de Cologne.
Cod.	190.	Idem.	*de concombres.*	Eau distillée de concombres.
Wirt.	14.	Idem.	*confortative.*	
Cod.	186.	Idem.	*de consoude.*	Eau distillée de consoude.
B. ph.	283.	Idem.	*de coquelicot.*	„ distillée de coquelicot.
L. ph. u.	150.	Idem.	*clairette composée.*	
L. ph. u.	149.	Idem.	„ *simple.*	
L. ph. u.	827.	Idem.	*contre l'asthme.*	
L. ph. u.	800.	Idem.	„ *le calcul.*	
B. ph.	696.	Idem.	„ *les dartres.*	(Ou remède contre les dartres).
L. ph. u.	815.	Idem.	„ *la goutte.*	
Wirt.	12.	Idem.	„ *les fleurs blanches.*	
Wirt.	12.	Idem.	„ *les furoncles.*	
Form. hôp.	33.	Idem.	„ *la gale.*	(Eau antipsorique).
Mor. II.	281.	Idem.	„ *la gonorrhée.*	Alcool balsamique.
Wirt.	187.	Idem.	„ *d'Hoffmann.*	
L. ph. u.	748.	Idem.	*de coquelicot.*	Eau distillée de coquelicot.
B. ph.	182.	Idem.	*cordiale.*	(Les quatre), les eaux d'endive, chicorée, buglose et scabieuse.
Wirt.	15.	Idem.	„ *froide.*	
Wirt.	15.	Idem.	„ *tempérée.*	
Cod.	188.	Idem.	*de coriandre.*	Eau distillée de coriandre.

NOMS DES AUTEURS.		NOMS GÉNÉRIQUES.	NOMS SPÉCIFIQUES.	NOMS SYSTÉMATIQUES.
Wirt.	15.	EAU.	*de corne de cerf.*	
L. ph. u.	748.	Idem.	*„ composée.*	
L. ph. u.	851.	Idem.	*cosmétique.*	
L. ph. u.	753.	Idem.	*de courges.*	Eau distillée de courges.
Cod.	186.	Idem.	*de cresson.*	„ distillée de cresson.
Wirt.	24.	Idem.	*de cru de cerf.*	
Wirt.	24.	Idem.	*„ composée.*	
B. ph.	304.	Idem.	*de cumin.*	Eau distillée de cumin.
B. ph.	366.	Idem.	*de Dardel.*	Alcool de Dardel.
L. ph. u.	849.	Idem.	*de Damas.*	(Eau odoriférante). Alcool aqueux odoriféré de Damas.
Mor.	I. 239.	Idem.	*dentifrique.*	Alcool dentifrique.
Cod.	185.	Idem.	*distillée.*	Eau distillée.
B. ph.	456.	Idem.	*divine.*	Alcool divin.
L. ph. u.	796.	Idem.	*„ cordiale.*	Alcool divin et cordial.
L. ph. u.	821.	Idem.	*„ de Fernel.*	(Dissolution de muriate suroxigène de mercure).
R. P.		Idem.	*„ pour les yeux.*	
B. ph.	456.	Idem.	*„ (ratafiat).*	Alcool divin. Ratafiat divin.
Mor.		Idem.	*diurétique camphrée de Fuller.*	
L. ph.	803.	Idem.	*„ de Daquin.*	
Wirt.	16.	Idem.	*„ de noyaux.*	
Cod.	191.	Idem.	*d'écorce de cascarille.*	Eau distillée d'écorce de cascarille.
Cod.	191.	Idem.	*„ de costus.*	„ distillée d'écorce de *costus*.
Cod.	191.	Idem.	*d'écorce d'oranges.*	„ distillée d'écorce d'oranges.
Wirt.	16.	Idem.	*„ „ au vin.*	Alcool aqueux d'écorce d'oranges.
Cod.	191.	Idem.	*„ de sassafras.*	Eau distillée de sassafras.
Wirt.	19.	Idem.	*„ „ de Wirt.*	Alcool aqueux de sassafras.
B. ph.	372.	Idem.	*d'émeraudes.*	Alcool vulnéraire d'émeraudes.
Wirt.	16.	Idem.	*d'embrion.*	
Wirt.	17.	Idem.	*„ corrigée.*	
Wirt.	14.	Idem.	*d'endive.*	Eau distillée d'endive.
L. ph. u.	749.	Idem.	*d'énula, campana.*	„ distillée d'aunée.
L. ph. u.	825.	Idem.	*épidémique, (Bateus).*	
Wirt.	17.	Idem.	*„ de Londres.*	
Cod.	205.	Idem.	*épileptique.*	
Wirt.	17.	Idem.	*„ de Langius.*	
Cod.	186.	Idem.	*d'Euphraise.*	Eau distillée d'Euphraise.
L. ph. u.	795.	Idem.	*fébrifuge.*	Alcool aqueux fébrifuge.
Cod.	187.	Idem.	*de fenouil.*	Eau distillée de fenouil.
Cod. phar.	252.	Idem.	*ferrugineuse.*	(Eau minérale artificielle).

NOMS DES AUTEURS.		NOMS GÉNÉRIQUES.	NOMS SPÉCIFIQUES.	NOMS SYSTÉMATIQUES.
Cod. phar.	253.	EAU.	*ferrugineuse par l'acide carbonique.*	(Eau minérale artificielle).
Wirt.	8.	Idem.	*de feuilles de chêne.*	Eau distillée de feuilles de chêne.
Cod.	189.	Idem.	*de fleurs d'acacia.*	„ distillée de fleurs d'acacia.
Cod.	188.	Idem.	» *de bluet.*	„ distillée de fleurs de bluet.
Cod.	188.	Idem.	» *de bourrache.*	„ distillée de fleurs de bourrache.
L. ph. u.	752.	Idem.	» *de buglose.*	„ distillée de fleurs de buglose.
Cod.	189.	Idem.	» *de camomille.*	„ distillée de fleurs de camomille.
Cod.	188.	Idem.	» *de coquelicot.*	„ distillée de fleurs de coquelicot.
Cod.	188.	Idem.	» *de fèves.*	„ distillée de fleurs de fèves.
Cod.	189.	Idem.	» *de giroflée.*	„ distillée de fleurs de giroflée.
L. ph. u.	752.	Idem.	» *de jasmin.*	„ distillée de fleurs de jasmin.
Cod.	189.	Idem.	» *de lavande.*	„ distillée de fleurs de lavande.
Cod.	189.	Idem.	» *de lys.*	„ distillée de fleurs de lys.
Cod.	189.	Idem.	» *de matricaire.*	„ distillée de fleurs de matricaire.
Cod.	189.	Idem.	» *de mélilot.*	„ distillée de fleurs de mélilot.
Cod.	189.	Idem.	» *de muguet.*	„ distillée de fleurs de muguet.
Cod.	189.	Idem.	» *de nymphea.*	„ distillée de fleurs de nymphea.
Cod.	188.	Idem.	» *d'œillet.*	„ distillée de fleurs d'œillet.
Cod.	188.	Idem.	» *d'orange double.*	„ distillée de fleurs d'orange double.
B. ph.	287.	Idem.	» » *essentielle.*	„ distillée de fleurs d'orange (essentielle).
B. ph.	282.	Idem.	» » *simple.*	„ distillée de fleurs d'orange simple.
Cod.	188.	Idem.	» *de pivoine.*	„ distillée de fleurs de pivoine.
Cod.	189.	Idem.	» *de primeverre.*	„ distillée de fleurs de primeverre.
Cod.	189.	Idem.	» *de romarin.*	„ distillée de fleurs de romarin.
Cod.	189.	Idem.	» *de sauge.*	„ distillée de fleurs de sauge.
Cod.	189.	Idem.	» *de souci.*	„ distillée de fleurs de souci.
Cod.	189.	Idem.	» *de stœchas.*	„ distillée de fleurs de stœchas.
Cod.	189.	Idem.	» *de sureau.*	„ distillée de fleurs de sureau.
Cod.	189.	Idem.	» *de thym.*	„ distillée de fleurs de thym.
Cod.	189.	Idem.	» *de tilleul.*	„ distillée de fleurs de tilleul.
Cod.	189.	Idem.	» *de tussillage.*	„ distillée de fleurs de tussillage.
Cod.	189.	Idem.	» *de violettes.*	„ distillée de fleurs de violettes.
Cod. ph.	259.	Idem.	*fondante laxative.*	(Dissolution de sels purgatifs dans l'eau).
Cod. ph.	259.	Idem.	» *purgative.*	
M. ch.	I. 283.	Idem.	*forte.*	Acide nitrique.
M. ch.	II. 21.	Idem.	» *ou esprit de nitre concentré.*	Acide nitrique concentré.
M. ch.	II. 21.	Idem.	» *précipitée et distillée.*	Acide nitrique pur.
Cod.	221.	Idem.	» *simple.*	Acide nitrique ordinaire.
Mor.	I. 402.	Idem.	*de fougère.*	Eau distillée de fougère.

NOMS DES AUTEURS.		NOMS GÉNÉRIQUES.	NOMS SPÉCIFIQUES.	NOMS SYSTÉMATIQUES.
Ph. char.	142.	EAU.	*de fourmis.*	Eau distillée de fourmis.
Cod.	192.	Idem.	*de frais de grenouilles.*	„ de frais de grenouilles.
Cod.	190.	Idem.	*de fraises.*	„ distillée de fraises.
Cod.	190.	Idem.	*de framboises.*	„ distillée de framboises.
Cod.	186.	Idem.	*de fumeterre.*	„ distillée de fumeterre.
Wirt.	8.	Idem.	*de galega.*	„ distillée de galega.
Code phar.	253.	Idem.	*gazeuse composée.*	Eaux contenant des volumes divers de gaz acide
Code phar.	253.	Idem.	*gazeuse simple.*	carbonique.
Cod.	199.	Idem.	*générale.*	Alcool aromatique.
Cod.	187.	Idem.	*de genièvre simple.*	Eau distillée de genièvre (des baies).
Cod.	213.	Idem.	» *spiritueuse.*	Alcool de genièvre.
L. ph. u.	228.	Idem.	*de gentiane composée.*	Alcool aqueux de gentiane.
		Idem.	*de girofle simple.*	
B. ph.	380.	Idem.	» *spiritueuse.*	Alcool de girofles.
L. ph.	831.	Idem.	*de Gilbert.*	
Code phar.	259.	Idem.	*de goudron.*	
B. ph.	388.	Idem.	*de Goulard.*	(Eau végéto-minérale de Goulard).
L. ph.	753.	Idem.	*de grenouilles.*	
Wirt.	18.	Idem.	*grise.*	
Wirt.	8.	Idem.	*d'hépatique noble.*	Eau distillée d'hépatique noble.
Cod.	186.	Idem.	*d'herniaire.*	„ distillée d'herniaire.
Cod.	187.	Idem.	*d'hyssope.*	„ distillée d'hyssope.
B. ph.	361.	Idem.	*de Hongrie.*	Alcool de romarin, alcool de la reine d'Hongrie.
L. ph. u.	787.	Idem.	*de houblon.*	Eau distillée de houblon.
Desb.	305.	Idem.	*d'Husson.*	
Code phar.	252.	Idem.	*hydro sulfureuse composée.*	Eaux contenant des volumes divers de gaz hydro-
Code phar.	251.	Idem.	» » *simple.*	gène sulfuré.
L. ph. u.	749.	Idem.	*d'hypericum.*	Eau distillée *d'hypericum* (millepertuis).
Wirt.	18.	Idem.	*d'hyrondelles.*	
Wirt.	18.	Idem.	» *et castor.*	
Wirt.	18.	Idem.	» *de Druffel.*	
Cod.	204.	Idem.	*hystérique.*	
Cod.	196.	Idem.	*impériale.*	Alcool impérial.
L. ph. u.	805.	Idem.	» *néphrétique.*	Alcool impérial néphrétique.
B. ph.	380.	Idem.	*de jasmin.*	Alcool de jasmin.
M. ch.	I. 325.	Idem.	*de javelle.*	Lessive de javelle. Eau muriatique oxigénée de potasse.
Cod.	186.	Idem.	*de joubarbe.*	Eau distillée de joubarbe.
L. ph. u.	48.	Idem.	*de jusquiame.*	„ distillée de jusquiame.
B. T.		Idem.	*de lait.*	„ distillée de lait.
Cod.	207.	Idem.	» *alexitère.*	„ distillée de lait, alexitère.
L. ph. u.	826.	Idem.	» *pectorale.*	„ distillée de lait, pectorale.

NOMS DES AUTEURS.		NOMS GÉNÉRIQUES.	NOMS SPÉCIFIQUES.	NOMS SYSTÉMATIQUES.
Cod.	186.	EAU.	*de laitue.*	Eau distillée de laitue.
L. ph.	750.	Idem.	*de laurier.*	Eau distillée de laurier.
B. ph.	305.	Idem.	*de lavande simple.*	Eau distillée de lavande simple.
B. ph.	306.	Idem.	» *spiritueuse.*	Alcool de lavande.
Wirt.	19.	Idem.	*laxative de Vienne.*	
Wirt.	8.	Idem.	*de lierre terrestre.*	Eau distillée de lierre terrestre.
Cod.	192.	Idem.	*de limaçons.*	Eau distillée de limaçons.
L. ph.	801.	Idem.	*lithontriptique de Mynsicht.*	
Wirt.	8.	Idem.	*de livèche.*	Eau distillée de livèche.
Wirt.	19.	Idem.	*de Looch, sain et éprouvé.*	
B. ph.	670.	Idem.	*ou lotion pour les dents.*	
B. ph.	222.	Idem.	*de Luce.*	Savon liquide volatil, savonule d'ammoniaque.
Wirt.	8.	Idem.	*de lys blanc.*	Eau distillée de lys blanc.
Wirt.	19.	Idem.	» *des vallées.*	Eau distillée de lys des vallées.
Ph. ch.	73.	Idem.	*de macis.*	
B. ph.	369.	Idem.	*de Mme. Lavrillière pour les dents.*	Alcool odontalgique de Madame Lavrillière.
Wirt.	20.	Idem.	*de magnanimité.*	Alcool de fourmis composé.
L. ph.	748.	Idem.	*de mandragore.*	Eau distillée de mandragore.
L. ph.	756.	Idem.	*de manne.*	„ distillée de manne.
Cod.	187.	Idem.	*de marjolaine.*	„ distillée de marjolaine.
Wirt.	20.	Idem.	*de mastich.*	„ distillée de mastich.
Wirt.	8.	Idem.	*de matricaire.*	„ distillée de matricaire.
B. ph.	283.	Idem.	*de mauve.*	„ distillée de mauve.
Wirt.	8.	Idem.	*de mélilot.*	„ distillée de mélilot.
Cod.	187.	Idem.	*de mélisse simple.*	„ distillée de mélisse simple.
Wirt.	20.	Idem.	» *antihystérique.*	Alcool de mélisse antihystérique.
Cod.	174.	Idem.	» *composée.*	Alcool de mélisse composée.
Wirt.	21.	Idem.	» *jaune.*	Alcool de mélisse jaune (coloré par l'alcool de safran).
Wirt.	21.	Idem.	» *spiritueuse ou composée.*	Alcool de mélisse.
Wirt.	20.	Idem.	» *au vin.*	Alcool aqueux de mélisse.
Cod.	190.	Idem.	*de melon.*	Eau distillée de melon.
Cod.	194.	Idem.	*de menthe composée.*	Alcool de menthe composée.
Cod.	187.	Idem.	» *crêpue.*	Eau distillée de menthe crêpue.
Cod.	187.	Idem.	» *poivrée.*	Eau distillée de menthe poivrée.
Baumé, Tarif.		Idem.	» *de quercetan.*	
Cod.	194.	Idem.	» *spiritueuse.*	Alcool de menthe.
Cod.	222.	Idem.	*mercurielle du Codex.*	Nitrate de mercure en dissolution.
Wirt.	8.	Idem.	*de mille-feuille.*	Eau distillée de mille-feuille.

NOMS DES AUTEURS.	NOMS GÉNÉRIQUES.	NOMS SPÉCIFIQUES.	NOMS SYSTÉMATIQUES.
Cod. 192.	EAU.	*de mille-fleurs.*	Ou distillée de bouse de vache.
Cod. 194.	Idem.	» *composée.*	(Eau odorante) ne ressemblant en rien à la première.
Ph. Lond.	Idem.	*de miel de Londres.*	
Cod. 193.	Idem.	» *odorante royale.*	
Cod. 192.	Idem.	» *simple.*	
M. ch.	Idem.	*minérales.*	(Eaux minérales).

Tableau des principales eaux minérales.

Mor. III. 357.	EAU.	*minérales alcaline végétale.*	
Cod. ph. 250.	Idem.	» *artificielle.*	(Celle que l'art imite, éclairé par l'analyse).
Alib. II. 685.	Idem.	» *de Bagnère de Luchon.*	(Affections catarrhales, chroniques).
Alib. II. 744.	Idem.	» *de Balaruc.*	(Stomachiques, emmenagogues).
Alib. II. 681.	Idem.	» *de Barrèges.*	(Affections vénériennes).
Alib. II. 683.	Idem.	» *Bonne.*	(Les mêmes qu'à Barrèges).
Alib. II. 749.	Idem.	» *de Bourbon-les-bains.*	(Obstructions chroniques).
Alib. II. 714.	Idem.	» *de Bourbon-l'Archambaut.*	(Nevroses et maladies cutanées).
Mor. III. 356.	Idem.	» *de Bussang.*	(Affections calculeuses, catarrhes chroniques de la vessie).
Alib. II. 684.	Idem.	» *de Cauterets.*	(Affections viscérales, maladies cutanées).
Per. 477.	Idem.	» *de Chatel-Don.*	(Comme les eaux de Spa).
Mor. III. 357.	Idem.	» *de Contrexeville.*	(Affections symphatiques, scrofuleuses).
Alib. II. 752.	Idem.	» *d'Epsom.*	(Même emploi que les eaux de Sedlitz et Seydschutz).
Mor. III. 350.	Idem.	» *d'Egra.*	(Comme celles d'Epsom).
Alib. II. 720.	Idem.	» *de Forges.*	(Maladies du foie).
Code phar. 253.	Idem.	» *gazeuse composée.*	(Pour remplacer les eaux de Vichy).
Code phar. 253.	Idem.	» *gazeuse simple.*	(Pour remplacer les eaux de Pyrmont, de Spa).
Alib. II. 691.	Idem.	» *de Greoux.*	(Paralysie, douleurs, engorgement).
Mor. III. 358.	Idem.	» *hydrogénée.*	(Antispasmodique, calmante).
Mor. III. 358.	Idem.	» *hydrosulfurée.*	(Analogue aux eaux thermales sulfureuses).
Mor. III. 358.	Idem.	» *hydrosulfurée forte.*	(Pour remplacer les eaux de Barrèges).
Code phar. 252.	Idem.	» *ferrugineuse.*	(Imitation des eaux de Pyrmont, de Spa, de Seltz).
Alib. II. 709.	Idem.	» *de Laugeac.*	(Analogues aux eaux de Saint-Myon).
Alib. II. 693.	Idem.	» *de Leuck.*	(Douleurs rhumatismales).
Alib. II. 740.	Idem.	» *de Luxeuil.*	(Comme celles de Plombières).
Alib. II. 699.	Idem.	» *du Mont-d'Or.*	(Atonie de l'organe digestif).
Des. I. 67.	Idem.	» *de Montmorency.*	(Comme celles de Saint-Amand, etc.)
Alib. II. 698.	Idem.	» *de Neris.*	(Chlorose, coliques néphrétiques).
Mor. III. 358.	Idem.	» *oxigénée.*	

NOMS DES AUTEURS.		NOMS GÉNÉRIQUES.	NOMS SPÉCIFIQUES.	NOMS SYSTÉMATIQUES.
Alib.	II. 752.	EAU.	*minérales de Passy.*	(Obstructions, pâles couleurs).
Alib.	II. 758.	Idem.	» *de Plombières.*	(Maladies dartreuses, prurigineuses).
Alib.	II. 709.	Idem.	» *de Pougues.*	(Hépatiques, apéritives).
Alib.	II. 745.	Idem.	» *de Pyrmont.*	(Vers, coliques, scorbut).
Alib.	II. 687.	Idem.	» *de Saint-Amand.*	(Ictère, affections rénales).
Alib.	II. 750.	Idem.	» *de Sedlitz.*	(Embarras gastrique, engorgement des viscères abdominaux). Eau saline.
Alib.	II. 682.	Idem.	» *de Saint-Sauveur.*	(Analogues aux eaux de Barrèges).
Alib.	II. 710.	Idem.	» *de Seltz.*	(Affections cutanées).
Alib.	II. 710.	Idem.	» *de Seltz forte.*	(Comme ci-dessus).
Alib.	II. 751.	Idem.	» *de Seydschutz.*	(Mêmes usages que les eaux de Sedlitz).
Alib.	II. 718.	Idem.	» *de Spa.*	(Maladies nerveuses, obstructions).
Alib.	II. 718.	Idem.	» *de Spa forte.*	(Comme ci-dessus).
R. P.		Idem.	» *tempérante de Demoret.**	(Propriétés des eaux de Sedlitz, moins agaçantes, plus convenables aux personnes nerveuses).
Alib.	II. 713.	Idem.	» *de Vichy.*	(Concrétions bilieuses, lymphatiques).
Alib.	II. 735.	Idem.	» *de Vals.*	(Fièvre quarte et rebelle).

Cod.	186.	EAU.	*de Morelle.*	Eau distillée de Morelle.
Wirt.	7.	Idem.	*de mouron.*	„ distillée de mouron.
L. Ph.	749.	Idem.	*de moutarde.*	„ distillée de moutarde.
Cod.	189.	Idem.	*de muguet ou lys des vallées.*	„ distillée de muguet.
Wirt.	19.	Idem.	» *au vin.*	
Ph. ch.	73.	Idem.	*de muscades.*	„ distillée de muscades.
Alib.	II. 170.	Idem.	*musquée.*	
Wirt.	21.	Idem.	*de myrrhe.*	„ distillée de myrrhe.
Cod.	187.	Idem.	*de myrte.*	„ distillée de myrte. (Eau d'ange).
Cod.	188.	Idem.	*de naphe.*	„ distillée de fleurs d'orange.
L. Ph.	II. 835.	Idem.	*narcotique.*	„ distillée de narcotique.
Cod.	190.	Idem.	*de nèfles.*	„ distillée de nèfles.
Wirt.		Idem.	*de neige.*	
Cod.	188.	Idem.	*de nénuphar.*	„ distillée de fleurs de nimphea.
L. Ph.	II. 80[illegible].	Idem.	*néphrétique de Bellegarde.*	„ impériale de Bellegarde. Alcool distillé de Bellegarde.
L. Ph.	II. 807.	Idem.	» *de Brengger.*	Alcool distillé de Brengger.
B. Ph.	285.	Idem.	*de noix.*	Eau distillée des trois noix.
Cod.	194.	Idem.	*odorante.*	Eau de mille-fleurs. Mixture alcoolique de mille-fleurs.
Wirt.	21.	Idem.	*odoriférante.*	Alcool aqueux odoriférant.

* Chez l'Auteur du Répertoire.

NOMS DES AUTEURS.		NOMS GÉNÉRIQUES.	NOMS SPÉCIFIQUES.	NOMS SYSTÉMATIQUES.
Wirt.	13.	EAU.	*d'œillet.*	Eau distillée d'œillet.
Wirt. Baumé Tarif.		Idem.	*d'ononis, ou arrête-bœuf.*	„ distillée d'ononis, ou arrète-bœuf.
Wirt.	22.	Idem.	*ophtalmique.*	(Eau céleste, eau de saphir), dissolution de cuivre oxidé dans l'ammoniaque.
B. T.		Idem.	*d'opium.*	Eau distillée d'opium. Schw. II. 241.
L. Ph. u.	752.	Idem.	*d'oranges.*	„ distillée d'oranges.
L. Ph. u.	150.	Idem.	*d'origan.*	„ distillée d'origan.
Wirt.	7.	Idem.	*d'ortie.*	„ distillée d'ortie.
Wirt.	7.	Idem.	*d'oseille.*	„ distillée d'oseille.
Wirt.	22.	Idem.	*de pain.*	„ distillée de pain.
Cod.	186.	Idem.	*de pariétaire.*	„ distillée de pariétaire.
L. Ph. u.	752.	Idem.	*de pas-d'âne.*	„ distillée de pas-d'âne.
Cod.	186.	Idem.	*de passerage.*	„ distillée de passerage.
L. Ph. u.	749.	Idem.	*de patience.*	„ distillée de patience.
L. Ph. u.	749.	Idem.	*de pavots rouges.*	„ distillée de pavots rouges.
L. ph. u.	793.	Idem.	*pectorale.*	
Wirt.	14.	Idem.	*de perles.*	(Eau confortative).
L. ph. u.	749.	Idem.	*de persicaire.*	Eau distillée de persicaire.
Wirt.	8.	Idem.	*de persil.*	„ distillée de persil.
L. ph. u.	748.	Idem.	*de pervenche.*	„ distillée de pervenche.
		Idem.	*de petite centaurée.*	„ distillée de petite centaurée.
Cod.	209.	Idem.	*phagédenique.*	
L. ph. u.	840.	Idem.	*des philosophes.*	
Wirt.	22.	Idem.	*physagogue.*	
L. ph. u.	839.	Idem.	*physigone.*	
R. P.		Idem.	*de Pibrac.*	(Contre la gonorrhée), eau blanche.
		Idem.	*de pimprenelle.*	Eau distillée de pimprenelle.
Wirt.	8.	Idem.	*de pissenlit.*	„ distillée de pissenlit.
B. ph.	370.	Idem.	*de pivoine composée.*	Alcool de pivoine composée.
		Idem.	„ *simple.*	Eau distillée de pivoine.
Cod.	186.	Idem.	*de plantain.*	„ distillée de plantain.
		Idem.	*de polipode.*	„ distillée de polypode.
Desb.	164.	Idem.	*de Polissart.*	
Ph. Edimb.	36.	Idem.	*de pouillot.*	Eau distillée de pouillot.
L. ph.	853.	Idem.	*pour les cheveux.*	
B. ph.	696.	Idem.	„ *les dartres.*	
Wirt.	12.	Idem.	„ *les fleurs blanches.*	
		Idem.	„ *les furoncles.*	
Cod.	209.	Idem.	„ *les gencives par infusion.*	
L. ph. u.	792.	Idem.	„ *la phthisie.*	

NOMS DES AUTEURS.		NOMS GÉNÉRIQUES.	NOMS SPÉCIFIQUES.	NOMS SYSTÉMATIQUES.
L. ph.	849.	EAU.	*pour les taches du visage.*	
Cod.	186.	Idem.	*de pourpier.*	Eau distillée de pourpier.
L. ph. u.	749.	Idem.	*de primeverre.*	„ distillée de primeverre.
Cod.	206.	Idem.	*prophilactique.*	
B. ph.	283.	Idem.	*de quintefeuille.*	Eau distillée de quintefeuille.
Cod.	220.	Idem.	*de Rabel blanche.*	Alcool sulfurique.
		Idem.	» *rouge.*	Alcool sulfurique coloré par l'orcanette ou le coquelicot.
Cod.	191.	Idem.	*de racines d'acorus.*	Eau distillée de racines d'acorus.
Cod.	191.	Idem.	» *d'angélique.*	„ distillée de racines d'angélique.
Cod.	191.	Idem.	» *d'aunée.*	„ distillée de racines d'aunée.
Cod.	186.	Idem.	» *de méum.*	„ distillée de racines de méum.
Cod.	186.	Idem.	» *de raifort.*	„ distillée de racines de raifort.
Cod.	191.	Idem.	» *de souchet.*	„ distillée de racines de souchet.
Ph. Edimb.	41.	Idem.	*de raifort composée.*	
L. ph. u.	831.	Idem.	*de raves.*	Eau distillée de raves.
Cod.	222.	Idem.	*régale.*	Acide nitromuriatique, (acide régalin).
Cod.	191.	Idem.	*de la reine d'Hongrie.*	Alcool distillé de la reine d'Hongrie.
L. ph. u.	760.	Idem.	» *composée.*	*Idem*, composé.
L. ph. u.	749.	Idem.	» *des prés.*	Eau distillée de la reine des prés, (*spiræa aulmaria*).
		Idem.	*de renoncules blanches.*	
		Idem.	» *rouges.*	
Wirt.	9.	Idem.	*de Rhodes.*	Eau distillée de bois de Rhodes.
Cod.	189.	Idem.	*de rhüe.*	„ distillée de rhüe.
Wirt.	8.	Idem.	*de romarin.*	„ distillée de romarin
L. ph.	749.	Idem.	*de roquette.*	„ distillée de roquette.
Cod.	189.	Idem.	*de roses.*	„ distillée de roses.
Cod.	189.	Idem.	» *de Damas.*	„ distillée de roses de Damas.
Cod.	189.	Idem.	» *doubles.*	„ distillée de roses doubles.
Cod.	189.	Idem.	» *rouges.*	„ distillée de roses rouges.
B. ph.	372.	Idem.	*rouge de Capron.*	Alcool vulnéraire rouge. Alcool de Capron.
Cod.	187.	Idem.	*de sabine.*	Eau distillée de sabine.
Code Phar.	254.	Idem.	*saline.*	(Eau minérale artificielle).
Cod.	186.	Idem.	*de sanicle.*	Eau distillée de sanicle.
B. ph.	380.	Idem.	*sans-pareille.*	Alcool aromatique.
Ph. Swed.	546.	Idem.	*de saphir.*	
Wirt.	9.	Idem.	*de sassafras.*	Eau distillée de sassafras.
B. ph.	388.	Idem.	*de Saturne.*	Eau de Goulard. Acétate de plomb liquide étendu d'eau.
Wirt.	23.	Idem.	*de sauge.*	Eau distillée de sauge.

NOMS DES AUTEURS.		NOMS GÉNÉRIQUES.	NOMS SPÉCIFIQUES.	NOMS SYSTÉMATIQUES.
Wirt.	23.	EAU.	*de sauge composée.*	Alcool de sauge composé.
Wirt.	8.	Idem.	*de saxifrage.*	Eau distillée de saxifrage.
Cod.	186.	Idem.	*de scabieuse.*	„ distillée de scabieuse.
Wirt.	8.	Idem.	*de sceau de Salomon.*	„ distillée de sceau de Salomon.
Cod.	187.	Idem.	*de scordium.*	„ distillée de scordium.
B. ph.	286.	Idem.	*de scorsonnère.*	„ distillée de scorsonnère.
L. ph.	749.	Idem.	*de scrofulaire.*	„ distillée de scrofulaire.
Cod.	188.	Idem.	*de semences d'ache.*	„ distillée de semences d'ache.
Cod.	188.	Idem.	» *d'angélique.*	„ distillée de semences d'angélique.
Wirt.	8.	Idem.	» *d'anis.*	„ distillée de semences d'anis.
Cod.	188.	Idem.	» *de carvi.*	„ distillée de semences de carvi.
Cod.	188.	Idem.	» *de coriandre.*	„ distillée de semences de coriandre.
Cod.	188.	Idem.	» *de cumin.*	„ distillée de semences de cumin.
Cod.	188.	Idem.	» *de fenouil.*	„ distillée de semences de fenouil.
Mor.	I. 408.	Idem.	» *de séséli.*	„ distillée de semences de séséli.
		Idem.	*seconde.*	(Eau chargée d'acide nitrique, ou de potasse). Voyez encore eau du départ.
Wirt.	8.	Idem.	*de serpolet.*	Eau distillée de serpolet.
Cod.	192.	Idem.	*de sérum de lait.*	„ distillée de sérum de lait.
Cod.	208.	Idem.	*des six graines.*	(Rossolis des six graines), eau clairette, liqueur alcoolique des six graines.
Cod.	187.	Idem.	*de solanum.*	Eau distillée de *solanum*, (Morelle).
Cod.	187.	Idem.	*de sommité de citronnier.*	„ distillée de sommité de citronnier.
Cod.	187.	Idem.	» *de laurier.*	„ distillée de sommité de laurier.
Cod.	187.	Idem.	» *de lentisque.*	„ distillée de sommité de lentisque.
Cod.	187.	Idem.	» *d'oranger.*	„ distillée de sommité d'oranger.
B. ph.	753.	Idem.	*de sorbes.*	„ distillée de sorbes.
B. ph.	581.	Idem.	*de souchet spiritueuse.*	Alcool de souchet.
Cod.	186.	Idem.	*de souci.*	Eau distillée de souci.
Cod.	192.	Idem.	*de sperme de grenouille.*	„ distillée de sperme de grenouille.
Cod.	192.	Idem.	*de sperniole.*	„ la même que ci-dessus.
Wirt.	23.	Idem.	*splénétique.*	(Mixture splénétique).
Cod.	210.	Idem.	*stiptyque de Crollius.*	
Wirt.	23.	Idem.	*stomachique.*	Alcool aqueux stomachique.
Desb.		Idem.	» *de Douher.*	(Eau ophtalmique).
Wirt.	24.	Idem.	*de sureau.*	Eau distillée de sureau.
Code Phar.	260.	Idem.	*syphillytique, ou liqueur de Wanswieten.*	(Dissolution de muriate mercuriel sur-oxigèné dans l'eau distillée.
L. ph.	749.	Idem.	*de tabac.*	Eau distillée de tabac.
L. ph.	750.	Idem.	*de tanaisie.*	„ distillée de tanaisie.
Cod.	197.	Idem.	*thériacale.*	Alcool thériacal.
Cod.	798.	Idem.	» *camphrée.*	Alcool thériacal camphré.

NOMS DES AUTEURS.		NOMS GÉNÉRIQUES.	NOMS SPÉCIFIQUES.	NOMS SYSTÉMATIQUES.
Wirt.	29.	EAU.	*thériacale composée.*	Alcool thériacal composé.
Cod.	187.	Idem.	*de thym.*	Eau distillée de thym.
Wirt.	8.	Idem.	*de tilleul.*	„ distillée de tilleul.
B. ph.	379.	Idem.	*de toilette.*	(Eau de bouquet), combinaison d'alcools aromatiques distillés. Alcool de toilette.
Wirt.		Idem.	*de tormentille.*	„ distillée de tormentille.
Wirt.	18.	Idem.	*de toutes fleurs.*	„ distillée de toutes fleurs.
Cod.	186.	Idem.	*trefle d'eau.*	„ distillée de trefle d'eau.
Cod.	190.	Idem.	*des trois noix.*	„ distillée des trois noix.
Cod.	189.	Idem.	*de tussilage.*	„ distillée de tussilage.
Wirt.	18.	Idem.	*de valériane.*	„ distillée de valériane.
Mor.	I. 176.	Idem.	*végéto mercurielle.*	(Liqueur de Pressavin). Tartrite de mercure en liqueur.
Mor.	I. 176.	Idem.	*végéto minérale.*	Eau de Goulard. Acétate de plomb liquide étendu d'eau.
Cod.	186.	Idem.	*de véronique.*	Eau distillée de véronique.
Wirt.	24.	Idem.	» *au vin.*	Alcool aqueux de véronique.
L. ph.	825.	Idem.	*verte de Hartmann.*	
Cod.	186.	Idem.	*de verveine.*	Eau distillée de verveine.
Cod.	211.	Idem.	*de vie.*	Alcool faible retiré du vin par la distillation.
B. ph.	210.	Idem.	» *Allemande.*	Alcool aqueux purgatif des Allemands.
L. ph.	454.	Idem.	» *d'Andaye.*	(Espèce de ratafia).
Cod.	211.	Idem.	*de vie camphrée.*	Alcool aqueux camphré.
		Idem.	» *de cochléaria.*	Alcool aqueux de cochléaria.
Wirt.	25.	Idem.	» *des dames.*	
B. ph.	670.	Idem.	» *de gayac.*	Alcool aqueux de gayac.
Cod.	244.	Idem.	» *de lavande.*	Alcool aqueux de lavande.
L. ph. u.	841.	Idem.	» » *rouge.*	(Ou d'Angleterre) essence de lavande rouge, alcool de lavande rouge composé.
		Idem.	» *de Mathiole.*	
L. D. S.	920.	Idem.	*de vigne. Larme de vigne.*	Sève de la vigne. (Se demande quelquefois pour les yeux).
B. ph.	698.	Idem.	*de Villars.*	
B. ph.	380.	Idem.	*de violettes spirit.*	Alcool de violettes.
L. ph.	756.	Idem.	*de vipères.*	
Wirt.	24.	Idem.	*viscérale.*	
L. ph.	847.	Idem.	*vomitive de Platerus.*	
		Idem.	*vulnéraire admirable.*	(Pour les plaies).
Cod.	198.	Idem.	» *à l'eau.*	Eau vulnéraire.
B. ph.	372.	Idem.	» *par infusion.*	Alcool aqueux vulnéraire.
B. ph.	670.	Idem.	» *rouge ou de Capron.*	Alcool vulnéraire rouge. Alcool de Capron.
B. ph.	670.	Idem.	» *rouge pour les dents.*	Alcool vulnéraire rouge (pour les dents).

NOMS DES AUTEURS.		NOMS GÉNÉRIQUES.	NOMS SPÉCIFIQUES.	NOMS SYSTÉMATIQUES.
B. ph.	972.	EAU.	*vulnéraire simple.*	Eau distillée vulnéraire.
Cod.	159.	Idem.	» *spiritueuse.*	Alcool vulnéraire.
Ph. Autrich.		Idem.	» *de Thédenius.*	*Idem*, de Thédenius.
Wirt.	26.	Idem.	» *au vin.*	Alcool vulnéraire aqueux.
Cod.	186.	Idem.	*d'ulmaire.*	Eau distillée d'ulmaire.
Wirt.	26.	Idem.	*de zédoaire anisée.*	Alcool aqueux de zédoaire anisé.
Wirt.	26.	Idem.	» *simple.*	Alcool aqueux de zédoaire.
Cod.	89.	ÉCAILLES.	*écailles d'huître.*	Ecailles de l'*ostrea edulis.*
B. ph.	116.	Idem.	» *calcinées.*	*Idem*, calcinées.
Geoffroi.	208.	ÉCHALOTES.		*Allium ascalonicum.*
L. D. S.	28.	Idem.	» *d'Espagne.*	*Allioprasum scorodoprasum.*
L. D. S.	528.	ÉCHINOPE.		(Chardon échinope). V. chardon.
Cod.	35.	ÉCLAIRE.		Nom de la chélidoine.
Cod.	3.	ÉCORCE.	*d'accacia.*	Ecorce du *robinia pseudo accacia.*
Per.	I. 148.	Idem.	*d'angustura.*	Du *magnolia glauca, brucea dyssenterica, brucea ferruginea*, (Lheritier).
Cod.	6.	Idem.	*d'aune.*	Du *betula alnus.*
Wirt.	99.	Idem.	*de bois gentil.*	Du *daphne mezereum.*
Cod.	119.	Idem.	*de bois sain.*	(C'est l'écorce du bois de garou).
Cod.	21.	Idem.	*de bouleau.*	Ecorce du *betula alba.*
Cod.	36.	Idem.	*de canelle.*	V. au mot canelle.
Cod.	26.	Idem.	*de câprier.*	Du *capparis spinosa.*
L. D. S.	279.	Idem.	*de caryocostin.*	(Caroycostin).
Cod.	27.	Idem.	*de cascarille.*	Du *croton cascarilla, cluthia eleutheria.*
Cod.	30.	Idem.	*de cassia lignea.*	Du *laurus cassia.*
Cod.	97.	Idem.	*de chêne.*	Du *quercus robur.*
Cod.	38.	Idem.	*de citron.*	Du *citrus medica.*
Wirt.	36.	Idem.	» *confit.*	
Cod.	39.	Idem.	*de codagapala.*	Du *nerium antidyssentericum.*
Wirt.	100.	Idem.	*de culilavan.*	Du *laurus culilavan.*
Cod.	50.	Idem.	*d'esule.*	De l'*euphorbia palustris.*
Cod.	54.	Idem.	*de frangula.*	Du *rhamnus frangula.*
Cod.	54.	Idem.	*de frêne.*	Du *fraxinus excelsior.*
Cod.	119.	Idem.	*de garou.*	Du *daphnne gnidium.*
Cod.	59.	Idem.	*de gayac.*	Du *guayacum officinale.*
Cod.	29.	Idem.	*de gérofles.*	Voyez canelle gérofiée.
Cod.	97.	Idem.	*de grenade.*	Du *punica granatum.*
Wirt.	106.	Idem.	*de liége.*	Du *quercus suber.*
Cod.	72.	Idem.	*de macis.*	V. muscades.
Cod.	74.	Idem.	*de mandragore.*	De l'*atropa mandragora.*
Wirt.	101.	Idem.	*de marronier d'Inde.*	De l'*Æsculus hypocastanum.*

NOMS DES AUTEURS.		NOMS GÉNÉRIQUES.	NOMS SPÉCIFIQUES.	NOMS SYSTÉMATIQUES.
Cod.	80.	ÉCORCE.	*de mûrier.*	Ecorce du *morus alba.*
Cod.	12.	Idem.	*d'oranges.*	» du *citrus aurantium.*
		Idem.	» *amères.*	*Idem*, (variété).
Ph. R. I. II.	27.	Idem.	» *confites.*	
Cod.	127.	Idem.	*d'orme pyramidal.*	De l'*ulmus campestris.*
		Idem.	*de peuplier blanc.*	Du *populus alba.*
L. D. S.	465.	Idem.	*de quinquina.*	(V. quinquina pour les espèces). Ecorce du *cinchona officinalis.*
L. D. S.	280.	Idem.	*sans-pareille.*	
Cod.	107.	Idem.	*de sassafras.*	Ecorce du *laurus sassafras.*
Cod.	105.	Idem.	*de sureau*, (*seconde*).	» du *sambucus nigra.*
Cod.	112.	Idem.	*de simarouba.*	» du *quassia simarouba*, *du quassia monoïca.* (Peryle).
Wirt.	101.	Idem.	*de styrax.*	» du *styrax thymiama.* (Encens des Juifs).
Cod.	116.	Idem.	*de tamarise.*	» du *tamarix gallica.*
Cod.	42.	Idem.	*de Winter.*	» du *Winteriana canella*, *drymis Winteri.* (Forster).
Cod.	48.	Idem.	*d'yeble.*	» du *sambucus ebulus.*
L. D. S.	437.	ÉCUELLE.	*d'eau.*	(Hydrocotyle) *hydrocotyle vulgaris.*
Cod.	45.	ÉGLANTIER.	(*arbre*).	*Rosa canina*, (fleurs, fruits, racines, bedeguar).
B. ph.	454.	ELATÉRIUM.		(Extrait de concombres sauvages).
Wirt.	43.	ÉLECTUAIRE.	*d'acorus.*	Conserve composée d'acorus.
Ph. Fuller.		Idem.	*analeptique de Fuller.*	» analeptique de Fuller.
Alib. I.	88.	Idem.	*d'angusture.*	» d'angusture.
Ph. Edimb.	92.	Idem.	*antidissentérique.*	» antidissentérique.
L. ph. u.	620.	Idem.	*antihydropique.*	» antihydropique.
L. ph. u.	675.	Idem.	*antiscorbutique.*	» antiscorbutique.
L. ph. u.	616.	Idem.	*apéritif.*	» apéritive.
Cod.	192.	Idem.	*de baies de laurier.*	» de baies de laurier.
Cod.	101.	Idem.	*bénédict laxatif.*	» bénédicte laxative.
Ph. Edimb.	93.	Idem.	*cardiaque.*	» cardiaque.
Cod.	100.	Idem.	*cariocostin.*	» de *costus.*
Ph. Londres.	79.	Idem.	*de casse.*	» de casse.
L. ph. u.	687.	Idem.	*catholicon.*	» de rhubarbe purgative.
Cod.	94.	Idem.	*catholicum double.*	» de rhubarbe double.
Wirt.	44.	Idem.	*chalybé.*	» chalybée.
Cod.	103.	Idem.	*de citro.*	» de citro. Tablettes de citro.
Ph. véter.	108.	Idem.	*contre la toux.*	(Contre la toux).
Cod.	92.	Idem.	*dentifrique.*	» dentifrique.
Cod.	104.	Idem.	*diacarthami.*	» diacarthami, ou de carthame.
Cod.	99.	Idem.	*diacolocynthidos.*	» de coloquinte.

NOMS DES AUTEURS.		NOMS GÉNÉRIQUES.	NOMS SPÉCIFIQUES.	NOMS SYSTÉMATIQUES.
Cod.	100.	ELECTUAIRE.	*diaphœnix.*	Conserve composée de dattes.
Cod.	195.	Idem.	*diaprum simple.*	» de prunes simple.
Cod.	196.	Idem.	» *solutif.*	» de prunes solutive.
Wirt.	44.	Idem.	*diasatyrium.*	» de *satyrium.*
Cod.	89.	Idem.	*diascordium.*	» de *scordium.*
			diurétique.	» diurétique.
Cod.	99.	Idem.	*hieradia colocynthidos.*	» de coloquinte.
Cod.	99.	Idem.	*hiera piera.*	» d'hiera piera, ou purgative amère.
Ph. véter.	108.	Idem.	*fortifiant et astringent.*	» fortifiante et astringente.
Ph. véter.	109.	Idem.	*fortifiant et évacuant.*	» fortifiante et évacuante.
Cod.	93.	Idem.	*lénitif.*	» de séné. (Ph. Londres).
L. ph. u.	661.	Idem.	*létifiant.*	» létifiante.
B. ph.	449.	Idem.	*de Mithrydate.*	» de Mithrydate.
Wirt.	45.	Idem.	*de manne.*	» de manne.
B. ph.	514.	Idem.	*mésentérique.*	» mésentérique.
B. ph.	497.	Idem.	*d'orviétan.*	» d'orviétan.
B. ph.	449.	Idem.	» *prestantius.*	» d'orviétan supérieur.
L. ph. u.	675.	Idem.	ou *opiat antiscorbutique.*	» antiscorbutique.
B. ph.	514.	Idem.	» *mésentérique.*	» mésentérique.
B. ph.	502.	Idem.	» *de Salomon.*	» de Salomon.
L. ph. u.	732.	Idem.	*panchymagogue.*	» panchymagogue.
Ph. Edimb.	97.	Idem.	*pectoral.*	» pectorale.
Cod.	89.	Idem.	*Philonium romanum.*	» de Philon.
L. ph. u.	677.	Idem.	*de pommes.*	» de pommes.
Wirt.	45.	Idem.	*pour les gencives.*	» pour les gencives.
L. ph. u.	660.	Idem.	*préservatif.*	» préservative.
B. ph.	510.	Idem.	*de psyllium.*	» de *psyllyum.*
Alib. II.	627.	Idem.	*de quinquina.*	» de quinquina. Conserve fébrifuge.
Wirt.	47.	Idem.	*de requies Nicolai.*	» de Nicolas Myrepsus.
Wirt.	48.	Idem.	*résomptif.*	» résomptive.
L. ph. u.	670.	Idem.	*de rhubarbe.*	» de rhubarbe.
L. ph. u.	724.	Idem.	*rosat.*	» de roses.
L. ph. u.	338.	Idem.	*de safran.*	» de safran.
Wirt.	48.	Idem.	*de santé de Fuller.*	» de santé de Fuller.
		Idem.	*de sassafras.*	» de sassafras.
Ph. Londres.	80.	Idem.	*de scamonée.*	» de scamonée.
Ph. Londres.	80.	Idem.	*de séné.*	» de séné.
Cod.	103.	Idem.	*de suc de roses.*	» de suc de roses.
Wirt.	48.	Idem.	*de tamarins.*	» de tamarins.
B. ph.	492.	Idem.	*thériaque.*	» thériacale.
L. ph. u.	656.	Idem.	*de vie.*	» de vie.

NOMS DES AUTEURS.	NOMS GÉNÉRIQUES.	NOMS SPÉCIFIQUES.	NOMS SYSTÉMATIQUES.
L. ph. u. 584.	ELECTUAIRE.	*de violettes.*	Conserve composée de violettes.
Cod. 60.	ELLÉBORE.	*blanc.*	*Veratrum album*, (la racine).
Cod. 60.	Idem.	*noir.*	*Helleborus niger.*
B. ph. 687.	ELIXIR.	*de l'abbé Ancelot.*	Alcool odontalgique d'Ancelot.
Ph. Lond.	Idem.	*d'aloès.*	Alcool d'aloès.
Per. I. 123.	Idem.	*amer et fondant de Peryle.*	Alcool amer et fondant de Peryle.
Mor. II. 259.	Idem.	*américain.*	Alcool américain de Courcelles.
	Idem.	*anthelmintique.*	Alcool anthelmintique.
Alib. II. 667.	Idem.	*antiasthmatique.*	Alcool antiasthmatique, (par digestion).
Mor. II. 257. B. ph. 208.	Idem.	*antiasthmatique de Boerhaave.*	Alcool antiasthmatique de Boerhaave.
Wirt. 50.	Idem.	*antifébrile.*	Alcool antifébrile.
	Idem.	*antiscorbutique.*	Alcool antiscorbutique.
Alib. II. 618.	Idem.	*antiscrofuleux.*	(C'est l'élixir amer et fondant de Peryle).
Wirt. 51.	Idem.	*apéritif de Clauderius.*	
B. ph. 687.	Idem.	*aurifique de Rotrou.*	Acool antimonié de Rotrou.
B. ph. 688.	Idem.	» *réformé.*	*Idem*, réformé.
	Idem.	» *de Vanhelmont.*	Alcool de Vanhelmont.
Wirt. 51.	Idem.	*balsamique pectoral d'Edimbourg.*	Alcool balsamique, pectoral d'Edimbourg.
Wirt. 51.	Idem.	» *spiritueux d'Hoffmann.*	*Idem*, d'Hoffmann.
Wirt. 51.	Idem.	» *stomachique tempéré d'Hoffmann.*	Vin stomachique tempéré d'Hoffmann.
		» *de Tolu.*	Alcool balsamique de Tolu.
L. ph. u. 869.	Idem.	*camphré d'Hartman.*	Alcool camphré d'Hartman.
L. ph. u. 868.	Idem.	*de citron.*	Alcool de citron.
Wirt. 51.	Idem.	*de Clauderius.*	V. plus haut.
Rosen. 321.	Idem.	*contre la jaunisse des enfans.*	Alcool antiictérique.
Cod. 246.	Idem.	*cordial et stomachique.*	(C'est l'élixir de Garus).
Alib. II. 319.	Idem.	*de gayac.*	Alcool de gayac.
Cod. 246.	Idem.	*de Garus.*	Alcool de Garus.
Baumé, Tarif.	Idem.	*de lavande.*	Alcool de lavande.
	Idem.	*de longue-vie.*	Alcool de longue-vie, alcool d'Ernest. (Alcool de Suède, élixir de Suède).
Wirt. 52.	Idem.	*de myrrhe de Londres.*	Alcool digéré de myrrhe de Londres.
B. ph. 212.	Idem.	*odontalgique de la Faudignere.*	Alcool odontalgique de la Faudignère.

NOMS DES AUTEURS.	NOMS GÉNÉRIQUES.	NOMS SPÉCIFIQUES.	NOMS SYSTÉMATIQUES.
Ph. Edimb.	ELIXIR.	*panagorique d'Edimbourg.*	Alcool panagorique.
Ph. Lond.	Idem.	*parégorique.*	Alcool parégorique.
Wirt. 52.	Idem.	*pectoral du roi de Danemarck.*	Alcool pectoral du roi de Danemarck.
Wirt. 53.	Idem.	*pectoral de Wedellius.*	Alcool de Wedellius, (par digestion).
Wirt. 53.	Idem.	*polychreste de Hales.*	Alcool polychreste de Hales, (*idem*).
R. P.	Idem.	*pour les dents.*	Alcool odontalgique.
Cod. 246.	Idem.	*de propriété.*	(Mélange par digestion des alcools), (teintures) de myrrhe, safran et aloès.
Cod. 246.	Idem.	» *avec acide.*	(Elixir de propriété avec addition de quelques gouttes d'acide sulfurique étendu d'eau).
Wirt. 54.	Idem.	» *acide de Boerhaave.*	Alcool de propriété acide de Boerhaave, (par digestion).
Wirt. 54.	Idem.	» *sans acide, du même.*	(*Idem*, sans acide).
Cod. 245.	Idem.	» *blanc.*	(C'est l'élixir de propriété simple distillé).
Wirt. 55.	Idem.	» *blanc d'Helmontius.*	Alcool de propriété blanc d'Helmontius.
Wirt. 53.	Idem.	» *doux.*	» de propsiété doux.
Wirt. 54.	Idem.	» *d'Helvétius.*	» de propriété d'Helvétius.
Wirt. 55.	Idem.	» *de Paracelse.*	Alcool de propriété acidulé de Boerhaave.
Wirt. 55.	Idem.	» *de rhubarbe.*	Alcool de propriété avec rhubarbe.
Wirt. 55.	Idem.	*de salut.*	Alcool de salut.
B. ph. 203.	Idem.	*de spind.*	(Baume de vie), baume de Lelièvre, alcool de spina.
Alib. II. 618.	Idem.	*stomachique.*	Alcool stomachique, (par infusion).
Cod. 246.	Idem.	*stomachique.*	Alcool stomachique du Codex.
B. ph. 211.	Idem.	» *de Stoogton.*	» stomachique de Stougton.
B. ph. 208.	Idem.	*thériacal.*	Alcool thériacal (digéré).
B. ph. 206.	Idem.	*de vie de Mathiole*.*	Alcool de vie composé de Mathiole.
L. ph. u. 268.	Idem.	» *de Quercetan.*	Idem de Quercetan.
B. ph. 210.	Idem.	*viscéral d'Hoffmann.*	Alcool viscéral composé d'Hoffmann.
	Idem.	» » *aqueux.*	Idem aqueux.
	Idem.	» » *vineux.*	Idem vineux.
Cod. 245.	Idem.	*de vitriol.*	Alcool composé de vitriol.
B. ph. 211.	Idem.	*vitriolique de Mynsicht.*	Idem de Mynsicht.
R. P.	Idem.	» » *de Sanchez.*	Idem de Sanchez.
Wirt. 56.	Idem.	*utérin de Crollius.*	Alcool utérin de Crollius.
R. P.	EMBROCATION.	*de Druffé.*	(Chez l'auteur du Répertoire).

* Elle jouit d'une grande célébrité contre les douleurs rhumatismales et la sciatique invétérée.

NOMS DES AUTEURS.		NOMS GÉNÉRIQUES.	NOMS SPÉCIFIQUES.	NOMS SYSTÉMATIQUES.
Cod.	112.	ÉMERAUDES.		
Cod.	112.	Idem.	*d'Auvergne.*	*Gemma smaraygdus.* Gm. 1751
Wirt.	10.	ÉMERIL.		*Ferrum smiris.* Fer oxidé quartzifère. (Haüy).
Cod.	261.	ÉMÉTIQUE.		Tartre émétique. Tartrite de potasse antimonié.
L. ph. u.	1067.	EMPLATRE.	*de l'abbé de Grasse.*	
B. ph.	610.	Idem.	» *Doyen.*	
L. ph.	1069.	Idem.	*d'absinthe.*	
Form. ph. An. 2.		Idem.	*agglutinatif.*	
B. ph.	650.	Idem.	» *de l'abbé de Grasse.*	
Wirt.	17.	Idem.	*d'ammoniaque.*	
Ph. Londres.		Idem.	» *avec mercure.*	
Cod.	163.	Idem.	*d'André de Lacroix.*	
L. ph.	1076.	Idem.	*d'angelus Sala.*	
Wirt.		Idem.	*anodin.*	
Wirt.	57.	Idem.	*antiapoplectique.*	
Wirt.	57.	Idem.	*antiarthritique.*	
L. ph. u.	1081.	Idem.	*apostolique.*	
Wirt.	57.	Idem.	*de baies de laurier.*	
L. ph.	1050.	Idem.	*de Bailleul.*	
L. ph.	1049.	Idem.	*de Barbier.*	
Cod.	172.	Idem.	*de baume vert.*	
Cod.	162.	Idem.	*de bétoine.*	
L. ph.	1040.	Idem.	*blanc.*	
B. ph.	663.	Idem.	*de blanc de baleine.*	
B. ph.	663.	Idem.	» *de céruse.*	
Cod.	168.	Idem.	» *de céruse brûlé.*	
Cod.	168.	Idem.	» *de céruse cuit.*	
B. ph.	648.	Idem.	*de Canette.*	
Wirt.	58.	Idem.	*des capucins.*	
		Idem.	*carminatif.*	
Ph. Londres.		Idem.	*céphalique.*	
Cod.	168.	Idem.	*de céruse.*	
L. ph.	1081.	Idem.	*de César.*	
B. ph.	649.	Idem.	*de charpie.*	
Cod.	163.	Idem.	*de ciguë.*	
Wirt.	18.	Idem.	» *avec gomme ammoniaque.*	
L. ph.	1052.	Idem.	*de cinabre.*	
L. ph.	1052.	Idem.	*de cire.*	
B. ph.	644.	Idem.	» *verte.*	
Cod.	169.	Idem.	*de cirouenne.*	

NOMS DES AUTEURS.		NOMS GÉNÉRIQUES.	NOMS SPÉCIFIQUES.	NOMS SYSTÉMATIQUES.
Wirt.	85.	EMPLATRE.	*citrin.*	
L. ph. u.	1088.	Idem.	*de concombres.*	
L. ph. u.	1068.	Idem.	*contre la douleur des dents.*	
Wirt.	63.	Idem.	» *les fractures.*	
Ph. Charas.	436.	Idem.	» *les ganglions.*	
L. ph.	1074.	Idem.	» *la goutte.*	
Wirt.	63.	Idem.	» *les hernies.*	
Cod.	164.	Idem.	» *les ruptures.*	
L. ph. u.	1074.	Idem.	» *la sciatique.*	
Wirt.	71.	Idem.	» *les vers.*	
L. ph. u.	1045.	Idem.	*coronal.*	
Wirt.	19.	Idem.	*de croûtes de pain.*	
Wirt.	58.	Idem.	*de cumin.*	
B. ph.	1050.	Idem.	*défensif.*	
Wirt.	59.	Idem.	» *de l'heureux Wurzius.*	
Wirt.	59.	Idem.	» *rouge.*	
Wirt.	59.	Idem.	» *de Wœpefer.*	
Wirt.	59.	Idem.	» *vert.*	
Cod.	178.	Idem.	*diabotanum de Blondel.*	
Cod.	167.	Idem.	*diacalciteos ou de colcothar.*	
L. ph.	1034.	Idem.	*diachylon avec l'iris.*	
Cod.	171.	Idem.	» *gommé.*	
Cod.	117.	Idem.	» *simple.*	
Cod.	167.	Idem.	*diapalme.*	
Wirt.	62.	Idem.	*diaphorétique de Mynsickt.*	
Wirt.	62.	Idem.	*diapompholix.*	
Cod.	172.	Idem.	*de vin.*	
B. ph.	612.	Idem.	» *de couleur rouge.*	
B. ph.	612.	Idem.	» *de couleur verte.*	
Cod.	167.	Idem.	*épispastique.*	
L. ph.	1082.	Idem.	*fébrifuge.*	
Wirt.	62.	Idem.	*du fils de Zacharie.*	
		Idem.	*de galbanum.*	
		Idem.	*de gomme élémi.*	
L. ph.	1044.	Idem.	*de la grace de Dieu.*	
Cod.	176.	Idem.	*de grenouilles, ou de vigo.*	
Wirt.	68.	Idem.	» *sans mercure.*	

NOMS DES AUTEURS.		NOMS GÉNÉRIQUES.	NOMS SPÉCIFIQUES.	NOMS SYSTÉMATIQUES.
Cod.	174.	EMPLATRE.	*gris ou baume vert.*	
L. ph.	1500.	Idem.	*de Guillaume le serviteur.*	
L. ph.	1092.	Idem.	*de guimauve.*	
		Idem.	*hépatique.*	
		Idem.	*de Hubert.*	
		Idem.	*inconnu ou de santal.*	
Wirt.	64.	Idem.	*ischiatique.*	
L. ph.	1044.	Idem.	*de jannua.*	
Wirt.	63.	Idem.	*de jusquiame.*	
L. ph.	1031.	Idem.	*de litharge.*	
Cod.	170.	Idem.	*magnétique.*	
Cod.	172.	Idem.	*de la main de Dieu.*	
Wirt.	64.	Idem.	*malactique gommé.*	
Wirt.	64.	Idem.	» *sans gomme.*	
Wirt.	64.	Idem.	*mammillaire.*	
L. ph. u.	1079.	Idem.	*de mastic.*	
Wirt.	65.	Idem.	*matrical.*	
Cod.	166.	Idem.	*de mélilot composé.*	
Cod.	165.	Idem.	» *simple.*	
Wirt.	65.	Idem.	*mercuriel.*	
Cod.	168.	Idem.	*de minium.*	
L. ph. u.	1043.	Idem.	» *de Mynsicht.*	
L. ph. u.	1042.	Idem.	» *de vigo.*	
Mor.	II. 446.	Idem.	*miraculeux.*	
		Idem.	*mondificatif.*	
Cod.	166.	Idem.	*de mucilage.*	
		Idem.	*de Mynsicht diaphorétique.*	
Wirt.	66.	Idem.	*nerval.*	
		Idem.	*de Nicomède.*	
Wirt.	66.	Idem.	*de nicotiane.*	
Cod.	168.	Idem.	*noir.*	
Wirt.	66.	Idem.	*norique.*	
Cod.	169.	Idem.	*de Nuremberg.*	
Mor.	II. 422.	Idem.	*odontalgique.*	
Cod.	177.	Idem.	*oppodeltoch.*	
		Idem.	*ou onguent de notre Seigneur.*	
Cod.	165.	Idem.	*oxicroceum.*	
		Idem.	*de palmier.*	
L. ph. u.	1057.	Idem.	*de peau d'anguille.*	(Pour la hernie).

NOMS DES AUTEURS.		NOMS GÉNÉRIQUES.	NOMS SPÉCIFIQUES.	NOMS SYSTÉMATIQUES.
Wirt.	63.	EMPLATRE.	*de pierre calaminaire.*	
L. ph. u.	1078.	Idem.	*polychreste.*	
L. ph. u.	1089.	Idem.	*de pompholix.*	
B. ph.	637.	Idem.	*du prieur Cabryan.*	
Mor.	II. 444.	Idem.	*des quatre fondants.*	
L. ph. u.	1090.	Idem.	» *gommes.*	
		Idem.	*de Roger.*	
Wirt.	68.	Idem.	*royal de Burrhus.*	
Wirt.	68.	Idem.	*de santal ou inconnu.*	
Wirt.	68.	Idem.	*santalin.*	
Cod.	189.	Idem.	*de savon.*	
Wirt.	68.	Idem.	» *de Barbette.*	
B. ph.	449.	Idem.	» *camphré.*	
Wirt.	69.	Idem.	*de saturne.*	
Wirt.	69.	Idem.	*de scrofulaire.*	
L. ph. u.	1053.	Idem.	*de soufre.*	
Wirt.	62.	Idem.	» *de Ruland.*	
B. ph.	663.	Idem.	*sparadrap pour les cautères.*	
Wirt.	69.	Idem.	*de sperme de baleine.*	
Cod.	163.	Idem.	» *de grenouille.*	
Wirt.	70.	Idem.	*splénétique.*	
Wirt.	170.	Idem.	*stomacal.*	
L. ph. u.	1080.	Idem.	» *de Lémort.*	
Wirt.	170.	Idem.	» *de tacamahaca.*	
Cod.	164.	Idem.	*stomachique.*	
Wirt.	70.	Idem.	*stiptique.*	
B. ph.	653.	Idem.	» *de Crollius.*	
Cod.	170.	Idem.	*de stirax.*	
Wirt.	71.	Idem.	*triapharmacum.*	
Wirt.	71.	Idem.	» *composé.*	
L. Ph. u.	1080.	Idem.	*vert.*	
Cod.	639.	Idem.	*vésicatoire.*	
Cod.	175.	Idem.	*de vigo.*	
Cod.	176.	Idem.	» *avec le mercure.*	
B. ph.	618.	Idem.	» *réformé.*	
L. ph. u.	1065.	Idem.	*de Villemagne.*	
B. ph.	424.	EMULSION.		(Médicament magistral).
Cod.	87.	ENCENS.	(*ou oliban*).	Provenant du *juniperus lycia.* Encens en sorte, encens en larmes.
L. D. S.	877.	Idem.	*mâle.*	Nom donné à l'encens ou oliban.

NOMS DES AUTEURS.		NOMS GÉNÉRIQUES.	NOMS SPÉCIFIQUES.	NOMS SYSTÉMATIQUES.
L. D. S.	693.	ENCRE.	*marbré ou de village.*	Nom impropre donné au barras.
M. ch. II.	243.	Idem.	*de sympathie de cobalt.*	Dissolution nitrique de safre ou nitromuriatique de cobalt.
		Idem.	» *jaune.*	Encre rouge, encre verte. V. Cad. Dict. de Chimie.
L. D. S.	337.	ENDIVE.		Scariole ou escarolle. *Cichorium endivia.*
B. ph.	II. 618.	ENS MARTIS.		Fleurs de sel ammoniac martiales. Muriate ammoniacal de fer sublimé.
B. ph.	II. 654.	» VENERIS.		Fleurs de sel ammoniac cuivreuses. Muriate ammoniacal de cuivre sublimé.
		ENULA CAMPANA.		Nom latin de l'aunée, *inula helenium.*
L. D. S.	711.	EPI D'EAU.		*Potamogeton natans.*
Geoffroi.	281.	EPIAIRE DES BOIS.		*Stachys silvatica.*
L. D. S.	136.	EPINARD.		*Spinacia oleracea.*
L. D. S.	831.	Idem.	*sauvage.*	Nom de la plante dite bon Henri.
Cod.	113.	EPINE.	*blanche.*	Ou sennellier. *Mespilus oxyacantha.*
L. D. S.	831.	Idem.	» *sauvage.*	Chardon commun, artichaut sauvage, *onopordon acanthium.*
L. D. S.	887.	Idem.	*de bouc.*	Barbe de bouc, nom donné à la plante qui fournit la gomme adragante.
L. D. S.	794.	Idem.	*jaune.*	
Cod.	20.	EPINE-VINETTE.		*Berberis vulgaris.* (Vinettier).
L. D. S.		EPINETTE.		Sapinette du Canada. *Abies Canadensis.*
Cod.	113.	EPONGES.		Sorte de zoophyte, (Cuvier 682). *Spongia officinalis*, éponges mâles, éponges femelles.
B. ph.	90.	EPONGES.	*calcinées.*	
		Idem.	*de cynorrhodon.*	Galle naissant sur les branches du *rosa canina.*
B. ph.	99.	Idem.	*préparées avec la cire.*	
Code phar.	190.	Idem.	» *sans cire.*	Eponges fines lavées, mouillées et ficelées autour d'un bâton.
B. ph.	672.	Idem.	*pour les dents.*	(Teintes pour les dents, même page).
L. ph. u.	132.	Idem.	*torréfiées.*	
Cod.	50.	EPURGE.		Nom du tithymale.
Cod.	49.	EPITHYME.		*Cuscuta epithymum.*
Geoffroi.	113.	ERABLE.		*Acer montanum* : fournit le suc d'érable.
Cod.	50.	ERESIMUM.		Herbe aux chantres, herbe à la toux. *Erysimum officinale.*
Cod.	49.	ERS.		(Orobe des herboristes. (*Ervum ervilla*).
Wirt.	160.	ESPÈCES.	*ambrées.*	
Code phar.	105.	Idem.	*amères.*	
Wirt.	161.	Idem.	*anisées.*	
Code ph.	106.	Idem.	*anthelmintiques.*	

NOMS DES AUTEURS.		NOMS GÉNÉRIQUES.	NOMS SPÉCIFIQUES.
Wirt.	161.	ESPÈCES.	*antiapoplectiques.*
		Idem.	*antiarthritiques.*
Mor. I.	193.	Idem.	*antiscorbutiques.*
Mor. I.	192.	Idem.	*antivénériennes.*
Code phar.	106.	Idem.	*apéritives.*
Code phar.	105.	Idem.	*aromatiques.*
Wirt.	161.	Idem.	» *au girofle.*
Wirt.	162.	Idem.	» *à la rose.*
Ph. véter.	112.	Idem.	*aromatico-vulnéraires.*
Code phar.	107.	Idem.	*astringentes.*
Wirt.	167.	Idem.	*avec avoine.*
Wirt.	162.	Idem.	» *borax.*
Wirt.	162.	Idem.	» *canelle.*
Wirt.	163.	Idem.	» *craie de Camérarius.*
Wirt.	170.	Idem.	» » *de Mynsicht.*
Wirt.	170.	Idem.	*des bois pour décoction.*
Ph. véter.	114.	Idem.	*béchiques adoucissantes.*
Ph. véter.	114.	Idem.	» *incisives.*
Mor. I.	194.	Idem.	*carminatives du Codex.*
Wirt.	167.	Idem.	» *de Wirtemberg.*
Wirt.	168.	Idem.	*céphaliques pour cucuphes.*
Wirt.	168.	Idem.	» *pour épithème.*
Wirt.	162.	Idem.	*cordiales.*
Wirt.	165.	Idem.	*diarrhodon de l'Abbé.*
		Idem.	*diatraganthes froides.*
Code phar.	106.	Idem.	*diurétiques.*
Code phar.	105.	Idem.	*émollientes.*
Wirt.	167.	Idem.	*de fleurs et de fruits pour décoction.*
Wirt.	164.	Idem.	*d'hyacinthe.*
Wirt.	164.	Idem.	*d'hiera piera.*
Wirt.	164.	Idem.	*de jalap de Mynsicht.*
Wirt.	164.	Idem.	*impériales.*
Wirt.	164.	Idem.	*irisées.*
Wirt.	165.	Idem.	*létifiantes.*
Wirt.	167.	Idem.	*néphrétiques.*
Wirt.	166.	Idem.	*nevro - catarthiques de Forestier.*
Wirt.	170.	Idem.	*noires pour décoction.*

NOMS DES AUTEURS.		NOMS GÉNÉRIQUES.	NOMS SPÉCIFIQUES.	NOMS SYSTÉMATIQUES.
B. ph.	184.	ESPÈCES.	*pectorales.*	
Wirt	164.	Idem.	» *pour décoction.*	
Wirt.	165.	Idem.	*avec perles chaudes.*	
Wirt.	165.	Idem.	*avec perles froides.*	
Wirt.	168.	Idem.	*pour les battemens du cœur et du pouls.*	
Wirt.	170.	Idem.	» *boisson des enfans.*	
Wirt.	169.	Idem.	» *la gangrène.*	
Wirt.	169.	Idem.	» *gargarismes.*	
Mor.	I. 191.	Idem.	» *médecines.*	(Substances purgatives pesées et enveloppées séparément pour composer une médecine).
Wirt.	166.	Idem.	*de tabac de Camerarius.*	
Wirt.	166.	Idem.	» *officinales.*	
Wirt.	166.	Idem.	*des trois santaux.*	
Mor.	I. 192.	Idem.	*sudorifiques.*	
Ph. véter.	118.	Idem.	» *pour les chevaux.*	
B. ph.	183.	Idem.	*toniques.*	
Wirt.	167.	Idem.	*de turbith et rhubarbe.*	
Ph. véter.	118.	Idem.	*vermifuges.*	
Code phar.	107.	Idem.	*vulnéraires du pays.*	
B. ph.	183.	Idem.	» *Suisses.*	
Cod.	195.	ESPRIT.	*d'absinthe.*	Alcool distillé d'absinthe.
Mor.	I. 286.	Idem.	*acide de la cire.*	Acide étendu d'eau de la cire.
Mor.	I. 383.	Idem.	» *du gayac.*	*Idem*, du gayac.
Mor.	I. 386.	Idem.	» *du papier.*	*Idem*, du papier.
Baumé, Tarif.		Idem.	*d'ail par infusion dans l'alcool.*	Alcool infusé d'ail.
Fourcroy Synon.		Idem.	*d'alkali volatil.*	Gaz ammoniacal.
L. ch. P. B.	553.	Idem.	*d'alun à la cornue.*	
Ph. Londres.		Idem.	*d'ammoniaque,*	
Ph. Londres.		Idem.	» *fétide.*	
Wirt.	173.	Idem.	*d'angélique.*	Alcool distillé d'angélique.
Wirt.	173.	Idem.	*d'anis.*	» distillé d'anis.
		Idem.	*d'anis de la Chine.*	» distillé de badiane.
		Idem.	» *composé.*	
Wirt.	181.	Idem.	*antiscorbutique de Drawiz.*	
Wirt.	173.	Idem.	*apéritif de Penotus.*	
Cod.	165.	Idem.	*ardent de roses.*	Alcool distillé de roses.
Cod.	219.	Idem.	» *de cochléaria.*	» distillé de cochléaria.
B. ph.	215.	Idem.	*aromatique de Sylvius.*	

NOMS DES AUTEURS.		NOMS GÉNÉRIQUES.	NOMS SPÉCIFIQUES.	NOMS SYSTÉMATIQUES.
Cod.	212.	ESPRIT.	*de baies de sureau par fermentation.*	(Esprit ardent de baies de sureau), alcool, etc.
B. ph.	361.	Idem.	*de basilic.*	Alcool de basilic distillé.
Wirt.	173.	Idem.	*balsamique.*	(Baume de vie blanc). Alcool balsamique de vie.
Wirt.	173.	Idem.	*de baume du Pérou.*	Alcool de baume du Pérou.
Baumé, Tarif.		Idem.	*de benjoin à la cornue.*	(Eau acidulée), acide benzoïque étendu d'eau, etc.
Baumé, Tarif.		Idem.	*de bergamote.*	Alcool de bergamote.
Wirt.	174.	Idem.	*bezoardique de Bussius.*	
B. ph.	235.	Idem.	*de bière.*	(Esprit inflammable), alcool retiré de la bière.
L. ch. P. B.	610.	Idem.	*de bois de gayac.*	Eau acidulée retirée du gayac.
Cod.	226.	Idem.	*de buis à la cornue.*	*Idem*, du buis.
B. ph.	381.	Idem.	*de calamus aromaticus.*	Alcool *d'acorus calamus* distillé.
B. ph.	361.	Idem.	*de camomille romaine.*	Alcool de camomille romaine distillé.
B. ph.	363.	Idem.	*de canelle à l'esprit de vin.*	» de canelle distillé.
Cod.	215.	Idem.	*carminatif de Sylvius.*	Alcool carminatif de Sylvius.
B. ph.	368.	Idem.	*de carvi.*	Alcool de carvi distillé.
Wirt.	175.	Idem.	*de castoreum, composé de Londres.*	Alcool de castoreum composé.
Baumé, Tarif.		Idem.	*de cédra.*	Alcool de cédra distillé.
Baumé, Tarif.		Idem.	*de cerfeuil à l'esprit de vin.*	» de cerfeuil distillé.
Cod.	212.	Idem.	*de cerises noires, (ardent).*	» de cerises distillé.
B. ph.	333.	Idem.	*de cidre.*	(Esprit inflammable), alcool retiré du cidre.
L. ch. P. B.	889.	Idem.	*de cire.*	Eau acidulée, acide sébacique étendu d'eau.
B. ph.	362.	Idem.	*de citrons.*	Alcool de citrons distillé.
Baumé, Tarif.		Idem.	*de cloportes à la cornue.*	
Cod.	213.	Idem.	*de cochléaria à l'esprit de vin.*	Alcool de cochléaria.
Cod.	213.	Idem.	» *rectifié ou ardent.*	*Idem*, rectifié.
L. ch. P. B.	422.	Idem.	*de corail.*	
B. ph.	263.	Idem.	*de coriandre.*	Alcool de coriandre distillé.
Cod.	215.	Idem.	*de corne-de-cerf à la cornue.*	(Flegme, eau ammoniacale).
L. ch. P. B.	652.	Idem.	*de cresson.*	
Cod.	195.	Idem.	*d'écorce d'oranges.*	Alcool d'écorce d'oranges distillé.
Cod.	195.	Idem.	*d'écorce de citrons.*	» d'écorce de citrons.
L. ch. P. B.	786.	Idem.	*d'encens mâle.*	
Baumé, Tarif.		Idem.	*d'éponges à la cornue.*	
Baumé, Tarif.		Idem.	*de fenouil.*	Alcool de fenouil distillé.
Cod.	213.	Idem.	*de fleurs d'orange.*	» de fleurs d'orange distillé.
Wirt.	176.	Idem.	*de fourmis.*	

NOMS DES AUTEURS.	NOMS GÉNÉRIQUES.	NOMS SPÉCIFIQUES.	NOMS SYSTÉMATIQUES.
	ESPRIT.	*de fourmis acide à la cornue.*	(Eau acidulée, ou acide formique étendu d'eau).
	Idem.	» *volatil à la cornue.*	Eau ammoniacale.
Cod. 212.	Idem.	*de fraises, (ardent).*	Alcool de fraises distillé.
Cod. 212.	Idem.	*de framboises.*	Alcool distillé de framboises.
Baumé, Tarif.	Idem.	*de frêne à la cornue.*	Eau acidulée, acide pyromuqueux.
Baumé, Tarif.	Idem.	*de froment par fermentation.*	Alcool de grain.
B. ph. 461.	Idem.	*de galanga.*	Alcool de galanga distillé.
Baumé, Tarif.	Idem.	*de galbanum.*	
	Idem.	*de galega.*	Alcool de galega distillé.
B. ph. 457.	Idem.	*de garus.*	Alcool de garus distillé.
Cod. 224.	Idem.	*de gayac à la cornue.*	Eau retirée de la distillation du gayac.
Cod. 224.	Idem.	*de genièvre.*	
Ph. Londres.	Idem.	» *composé.*	
B. ph. 380.	Idem.	*de girofle.*	Alcool de girofle distillé.
Baumé, Tarif.	Idem.	*de gomme arabique à la cornue.*	
Baumé, Tarif.	Idem.	» *élemi.* Idem.	
Mor. II. 192.	Idem.	*de grains.*	(Esprit inflammable), alcool retiré des plantes céréales.
Cod. 224.	Idem.	*et huile de buis.*	Produits médiats retirés par l'analyse à la cornue, ou au degré du feu supérieur à celui de l'eau bouillante.
Cod. 224.	Idem.	» *de gayac.*	
Cod. 224.	Idem.	» *de genièvre.*	
Cod. 224.	Idem.	» *de jayet.*	
Cod. 224.	Idem.	» *de papier.*	
Cod. 223.	Idem.	» *de soufre.*	
Cod. 223.	Idem.	» *de succin.*	
Cod. 224.	Idem.	» *de suie.*	
Cod. 224.	Idem.	» *de tabac.*	
Cod. 218.	Idem.	» *de tartre.*	
Cod. 218.	Idem.	» *de vitriol.*	
Cod. 215.	Idem.	*huile et sel volatil de corne-de-cerf.*	
B. ph. 253.	Idem.	*d'hydromel.*	Esprit inflammable, alcool retiré de l'hydromel.
B. ph. 361.	Idem.	*d'hysope.*	Alcool distillé d'hysope.
B. ph. 380.	Idem.	*de jasmin.*	Alcool de jasmin.
B. ph. 201.	Idem.	» *fait avec les fleurs.*	
Baumé, Tarif.	Idem.	*de jaune d'œuf à la cornue.*	
Cod. 223.	Idem.	*de jay ou jayet à la cornue.*	
L. ch. P. B. 756.	Idem.	*de labdanum.*	
B. ph. 360.	Idem.	*de lavande.*	Alcool de lavande rectifié.

NOMS DES AUTEURS.		NOMS GÉNÉRIQUES.	NOMS SPÉCIFIQUES.	NOMS SYSTÉMATIQUES.
B. ph.	361.	ESPRIT.	*de lavande du commerce.*	Alcool de lavande.
Wirt.	177.	Idem.	*de lys des vallées ou muguet.*	Alcool de muguet.
B. ph.	361.	Idem.	*de marjolaine.*	Alcool de majolaine.
Baumé, Tarif.		Idem.	*de matricaire.*	Alcool de matricaire distillé.
Wirt.	178.	Idem.	*matrical.*	Alcool matrical.
Wirt.	177.	Idem.	*de mastich.*	Alcool de mastich.
Wirt.	178.	Idem.	*de mélisse.*	Alcool de mélisse distillé.
Mor.	II. 173.	Idem.	*de Mindererus.*	Acétate d'ammoniaque liquide.
Baumé, Tarif.		Idem.	*de mentrastrum.*	Alcool de menthe sauvage distillé.
B. ph.	361.	Idem.	*de menthe.*	» de menthe distillé.
		Idem.	» *composée.*	» de menthe composé.
Ph. Londres.		Idem.	» *poivrée.*	» de menthe poivrée distillé.
Cod.	192.	Idem.	*de miel acide à la cornue.*	
Wirt.	177.	Idem.	*de muguet.*	Alcool distillé de muguet.
B. ph.	365.	Idem.	*de muscades.*	» distillé de muscades.
Cod.	195.	Idem.	*de myrte.*	» distillé de myrte.
B. ph.	381.	Idem.	*de neroli.*	Dissolution de neroli dans l'alcool rectifié.
Cod.	224.	Idem.	*de nicotiane.*	Alcool de nicotiane.
Cod.	281.	Idem.	*de nitre commun.*	(Eau forte du commerce). Acide nitrique.
Cod.	281.	Idem.	» *concentré.*	Acide nitrique concentré.
Wirt.	178.	Idem.	» *contre la colique.*	
Cod.	222.	Idem.	» *dulcifié.*	Alcool nitrique.
Wirt.	179.	Idem.	» *fumant.*	Acide nitreux.
		Idem.	*d'oranges.*	Alcool d'oranges.
Wirt.	177.	Idem.	*de pain.*	
Cod.	224.	Idem.	*de papier.*	
Ph. Londres.		Idem.	*de piment.*	Alcool de piment distillé.
Ph. Londres.		Idem.	*de pouillot.*	Alcool de pouillot distillé.
Ph. Londres.		Idem.	*de raifort.*	Eau de raifort composée, alcool composé de raifort, par la distillation.
Cod.	218.	Idem.	*de romarin.*	Alcool de romarin.
Cod.	212.	Idem.	*de roses.*	Alcool de roses.
Wirt.	179.	Idem.	» *par fermentation.*	» de roses par la fermentation et rectifié.
Wirt.	176.	Idem.	*de safran.*	Alcool de safran distillé.
Baumé, Tarif.		Idem.	*de sassafras.*	Alcool de sassafras.
Ch. B.	II. 530.	Idem.	*de saturne.*	Acide acétique retiré de l'acétate de plomb.
B. ph.	361.	Idem.	*de sauge.*	Alcool de sauge distillé.
L. ch. B. P.	752.	Idem.	*de savon à la cornue.*	Flegme alkalin, eau alkaline retirée du savon par la distillation.

NOMS DES AUTEURS.		NOMS GÉNÉRIQUES.	NOMS SPÉCIFIQUES.	NOMS SYSTÉMATIQUES.
Baumé, Tarif.		ESPRIT,	*de schœnante.*	Alcool de schœnante distillé.
B. ch. II.	112.	Idem.	*de sel ammoniac.*	Alkali fluor, alkali volatil.
Wirt.	179.	Idem.	» *anisé.*	*Idem*, anisé.
Ph. Edimb.		Idem.	» *aromatique.*	*Idem*, aromatique.
Wirt.	180.	Idem.	» *succiné.*	*Idem*, succiné. Teint. de succin par l'alkali volatil.
Wirt.	180.	Idem.	» *vineux.*	Alkali volatil qui se dégage durant l'opération de l'alkali concret. Alcool ammoniacal.
Wirt.	186.	Idem.	» *urineux.*	Alkali volatil retiré de l'urine.
L. ch. P. B.	448.	Idem.	*de sel.*	Acide muriatique.
B. ch. II.	56.	Idem.	» *concentré de Glauber.*	Acide muriatique concentré.
L. ch. P. B.	442.	Idem.	» *dulcifié.*	Alcool muriatique.
B. ch. II.	56.	Idem.	» *fumant.*	Acide muriatique concentré.
Wirt.	82.	Idem.	*de serpolet.*	Alcool de serpolet.
Cod.	215.	Idem.	*de soie crue à la cornue.*	(Flegme ou eau acidulée de soie crue, ou acide bombique, étendu d'eau).
B. ph.	381.	Idem.	*de souchet.*	Alcool de souchet.
Cod.	220.	Idem.	*de soufre.*	Acide sulfurique affaibli.
Baumé, Tarif.		Idem.	*de styrax à la cornue.*	Flegme, ou eau acidulée, ou acide benzoïque étendu d'eau.
Cod.	223.	Idem.	*de succin à la cornue.*	Acide succinique étendu d'eau.
L. ch. P. B.	683.	Idem.	*de sucre à la cornue.*	Eau acidulée, ou acide pyromuqueux, étendu d'eau, (produit de la distillation du sucre qui n'a pas fermenté).
L. ch. P. B.	745.	Idem.	*de suie acide à la cornue.*	Eau acidulée, retirée de la dissolution de la suie.
L. ch. P. B.	745.	Idem.	» *alkaline à la cornue.*	Eau ammoniacale, retirée de la dissolution de la suie.
Ph. Prusse.		Idem.	*sulfurique éthéré martial.*	Alcool sulfurique éthéré ferrugineux. (Teinture de Bestuchef).
Wirt.	181.	Idem.	*de sureau (fleurs).*	Alcool de sureau distillé.
Cod.	224.	Idem.	*de tabac.*	Eau alkaline retirée du tabac.
Cod.	218.	Idem.	*de tartre à la cornue.*	Acidule tartareux, étendu d'eau et coloré.
Wirt.	183.	Idem.	» *rectifié.*	Le même que ci-dessus, rectifié.
Cod.	214.	Idem.	*de térébenthine.*	(Huile essentielle de térébenthine), huile volatile de térébenthine.
Wirt.	183.	Idem.	*thériacal camphré.*	Alcool thériacal camphré.
Cod.	195.	Idem.	*de thym.*	Alcool de thym distillé.
Wirt.	183.	Idem.	*de trèfle d'eau.*	Acool de trèfle d'eau distillé.
B. ph.	207.	Idem.	*de tubéreuse.*	Alcool de tubéreuse.
Wirt.	172.	Idem.	*de Vénus.*	(Vinaigre radical). Acide acétique.
Cod.	211.	Idem.	*de vin.*	Alcool.
L. ph.	760.	Idem.	» *anthosat.*	Nom de l'eau de la reine d'Hongrie.

NOMS DES AUTEURS.		NOMS GÉNÉRIQUES.	NOMS SPÉCIFIQUES.	NOMS SYSTÉMATIQUES.
Cod.	212.	ESPRIT.	*de vin camphré.*	Alcool camphré.
Cod.	184.	Idem.	» *camphré pour les embaumemens.*	(Alcool beaucoup plus camphré que le précédent).
B. ph.	336.	Idem.	» *rectifié.*	Alcool rectifié.
B. ph.	335.	Idem.	» *sur la chaux.*	Alcool rectifié sur la chaux.
B. ph.	347.	Idem.	» *sur la craie.*	*Idem*, sur la craie ou carbonate de chaux.
B. ph.	337.	Idem.	» *sur la mie de pain.*	*Idem*, sur la mie de pain.
Mor. ch. II.	190.	Idem.	» *sur la potasse.*	*Idem*, sur la potasse.
Mor. ch. II.	191.	Idem.	» *sur le muriate de chaux desséché.*	*Idem*, sur le muriate de chaux desséché.
Mor. ch. II.	191.	Idem.	» *sur le sulfate de soude.*	*Idem*, sur le sulfate de soude effleuri.
Cod.	211.	Idem.	» *tartarisé.*	Alcool rectifié digéré et distillé sur le carbonate de potasse.
B. ph.	380.	Idem.	*de violette.*	Eau de violette. Alcool de violette digéré.
Cod.	215.	Idem.	*de vipères à la cornue.*	(Eau ammoniacale, produit de la distillation des vipères.
Cod.	218.	Idem.	*de vitriol.*	Acide sulfurique étendu d'eau.
Mor. ch. III.	117.	Idem.	» *dulcifié.*	Alcool sulfurique.
Cod.	272.	Idem.	» *philosophique.*	(La première eau qui a servi à la précipitation de la poudre d'Algaroth).
L. ph.	388.	Idem.	» *rosat.*	Alcool sulfurique digéré sur des roses rouges.
Baumé, Tarif.		Idem.	*volatil acide de fourmis à la cornue.*	Eau acidulée retirée de la distillation des fourmis.
Baumé, Tarif.		Idem.	» *alkalin de fourmis à la cornue.*	Eau alkaline, *idem.*
Baumé, Tarif.		Idem.	» *de corne-de-cerf.*	Eau ammoniacale de corne-de-cerf.
Baumé, Tarif.		Idem.	» *rectifié.*	*Idem*, rectifiée.
Baumé, Tarif.		Idem.	» *succiné.*	*Idem*, succinée, succinate d'ammoniaque nitreux.
Cod.	223.	Idem.	» *et huile de jayet.*	(Produit de la distillation du jayet).
Cod.	217.	Idem.	» *huileux et aromatique de Sylvius.*	Alcool savonneux aromatique de Sylvius.
B. ch. II.	112.	Idem.	» *de sel ammoniaque.*	Alkali volatil (pour la préparation de l'eau de Luce).
B. ch. II.	119.	Idem.	» *dulcifié.*	Alkali volatil qui passe durant l'opération du carbonate d'ammoniaque concret.
Baumé, Tarif.		Idem.	» *par l'alkali fixe.*	
B. ch. II.	107.	Idem.	» *par la chaux.*	Alkali volatil.
Macq.	428.	Idem.	» *de sel ammoniac par le minium.*	Alkali volatil.
L. ch. P. B.		Idem.	» *de semence de sinapi à la cornue.*	Alcool de sinapi.

18

NOMS DES AUTEURS.		NOMS GÉNÉRIQUES.	NOMS SPÉCIFIQUES.	NOMS SYSTÉMATIQUES.
L. ch. P. B.	572.	ESPRIT.	*volatil de soufre.*	Esprit de soufre tiré par la campane. Acide sulfureux étendu.
Cod.	223.	Idem.	» *de succin.*	(Eau tenant de l'acide succinique en dissolution).
Wirt.	177.	Idem.	» *de vers de terre.*	(Eau retirée de la distillation des vers de terre à la cornue). } hors
Wirt.	177.	Idem.	» » *vineux.*	Alcool digéré et distillé de vers de terre. } d'usage.
Wirt.	184.	Idem.	» *d'urine.*	Alkali volatil dégagé de l'urine par la chaux. L. ch. P. B. 827.
Cod.	35.	ESQUINE.		*Smilax China*, (la racine).
Wirt.	72.	ESSENCE.	*d'absynthe.*	Alcool digéré d'absynthe.
Wirt.	72.	Idem.	» *composée.*	Alcool digéré d'absynthe composé.
Wirt.	72.	Idem.	*alexipharmaque.*	Alcool digéré alexipharmaque.
Wirt.	72.	Idem.	» *de Stahl.*	Alcool distillé alexipharmaque de Stahl.
Wirt.	73.	Idem.	*d'ambre balsamique de Dippel.*	(Teinture d'ambre). Alcool digéré d'ambre de Dippel.
Cod.	242.	Idem.	» *gris.*	(Teinture d'ambre gris). Alcool digéré d'ambre gris.
Wirt.	73.	Idem.	» *liquide.*	Alcool éthéré d'ambre.
Wirt.	73.	Idem.	» *sèche.*	*Oleo saccharum*, oleo sucré d'ambre et musc.
Wirt.	73.	Idem.	*amère.*	Alcool digéré amer.
Wirt.	73.	Idem.	*d'angélique de Bohême.*	(Teinture d'angélique). Alcool digéré d'angélique.
L. ch. P. B.	619.	Idem.	*d'anis.*	Huile volatile d'anis.
Wirt.	54.	Idem.	*anodine de Ludovic.*	(Teinture anodine de Ludovic). Alcool digéré d'opium.
Wirt.	73.	Idem.	» *officinale.*	Alcool distillé de canelle digéré sur l'opium.
Wirt.	74.	Idem.	*antiarthritique avec opium d'Hoffmann.*	Alcool de tartre antiarthritique d'Hoffmann.
Wirt.	74.	Idem.	» *sans opium.*	*Idem*, sans opium.
Wirt.	74.	Idem.	*antihydropique d'Hoffmann.*	Alcool digéré antihydropique d'Hoffmann.
Cod.	287.	Idem.	*antihystérique.*	Alcool distillé antihystérique.
Wirt.	75.	Idem.	*antiscorbutique.*	(Teinture antiscorbutiq.) Alcool digéré antiscorbutiq.
Baumé, Tarif.		Idem.	*d'Armagnac.*	(C'est l'eau de bonferme), l'alcool céphalique.
Wirt.	75.	Idem.	*balsamique de Gmelin.*	Alcool balsamique de Gmelin.
Wirt.	75.	Idem.	*de baume du Pérou.*	Teinture de baume du Pérou. Alcool digéré du baume du Pérou.
L. ph.	854.	Idem.	*de baies de genièvre.*	Huile volatile de genièvre.
Wirt.	75.	Idem.	*de benjoin composé.*	Teinture de benjoin composé. Alcool digéré de benjoin composé.
Wirt.	75.	Idem.	» *simple.*	Teinture de benjoin simple. Alcool digéré de benjoin simple.
Wirt.	77.	Idem.	*des bois.*	Teinture des bois sudorifiques. Alcool digéré des bois (sudorifiques).

NOMS DES AUTEURS.		NOMS GÉNÉRIQUES.	NOMS SPÉCIFIQUES.	NOMS SYSTÉMATIQUES.
Wirt.	79.	ESSENCE.	*de bois d'aloès.*	Alcool tartarisé d'aloès.
L. ch. P. B.	619.	Idem.	*de bois de rose.*	Huile volatile de bois de rose.
Wirt.	79.	Idem.	*de bois de sassafras composée.*	Alcool digéré de sassafras composé.
Wirt.	79.	Idem.	» *simple.*	Alcool digéré de sassafras simple.
B. ph.	207.	Idem.	*de bonferme.*	Eau d'Armagnac. Essence céphalique. Alcool céphalique.
Wirt.	76.	Idem.	*de cachou.*	Teinture de cachou, alcool de cachou, esprit de coings digéré sur le cachou.
Wirt.	76.	Idem.	*de cardamome.*	Alcool digéré de cardamome.
B. ph.	205.	Idem.	*carminative de Wedellius.*	Teinture de Wedellius. Alcool carminatif de Wedellius.
Wirt.	76.	Idem.	*de castoreum.*	Teinture de castoreum. Alcool digéré de castoreum.
Wirt.	76.	Idem.	*de centaurée.*	Teinture de centaurée. Alcool digéré de centaurée.
B. ph.	207.	Idem.	*céphalique.*	Essence de bonferme. Eau d'Armagnac. Alcool céphalique.
Wirt.	76.	Idem.	*de chardon-bénit.*	Teinture de chardon-bénit. Alcool digéré de chardon-bénit.
Mor.	II. 257.	Idem.	*douce de Hales.*	Alcool éthéré de Hales.
Wirt.	78.	Idem.	*d'écorce de cascarille.*	Alcool digéré d'écorce de cascarille.
Wirt.	78.	Idem.	» *de culilavan.*	Alcool digéré d'écorce de culilavan.
Wirt.	77.	Idem.	*d'oranges spiritueuse.*	Alcool digéré d'oranges.
Wirt.	77.	Idem.	» *au vin de Malvoisie.*	*Idem*, au vin de Malvoisie.
Wirt.	77.	Idem.	» *de quinquina.*	Alcool digéré de quinquina.
Wirt.	77.	Idem.	» *composée d'Helwig.*	*Idem*, compose d'Helwig.
Wirt.	79.	Idem.	*de fumeterre.*	Alcool digéré de fumeterre.
Wirt.	79.	Idem.	*de galanga.*	Alcool digéré de galanga.
Wirt.	79.	Idem.	*de gentiane.*	Alcool digéré de gentiane.
Ch. Mal.		Idem.	*de genièvre.*	Huile essentielle de genièvre.
Wirt.	79.	Idem.	*d'hypericum.*	Alcool digéré d'*hypericum* ou de mille-pertuis.
Mor.	II. 283.	Idem.	*hystérique.*	Alcool antihystérique.
Mor.	II. 284.	Idem.	*de jasmin.*	Alcool de jasmin.
Wirt.	78.	Idem.	*de Livèche.*	Alcool digéré de Livèche.
Wirt.	80.	Idem.	*martiale apéritive.*	Alcool éthéré martial apéritif.
Wirt.	80.	Idem.	*mille-feuilles.*	Alcool digéré de mille-feuilles.
Wirt.	81.	Idem.	*de myrrhe.*	Alcool digéré de myrrhe.
Wirt.	81.	Idem.	» *alkalisée.*	Alcool de myrrhe alkalisé.
Ph. Quincy.	129.	Idem.	*odontalgique de Stahl.*	Alcool odontalgique de Stahl.
Ph. Strasb.		Idem.	» *de la Pharmacopée de Strasbourg.*	*Idem*, de la Pharmacopée de Strasbourg.

NOMS DES AUTEURS.		NOMS GÉNÉRIQUES.	NOMS SPÉCIFIQUES.	NOMS SYSTÉMATIQUES.
R. P.		ESSENCE.	*odontalgique de Thyon.*	Alcool odontalgique de Thyon.
Wirt.	81.	Idem.	*de pareira brava.*	Alcool digéré de pareira brava.
Ph. Quincy.	126.	Idem.	*pectorale.*	Alcool pectoral par digestion.
Wirt.	82.	Idem.	*de peuplier.*	Alcool digéré de peuplier.
Wirt.	81.	Idem.	*de pimprenelle blanche.*	Alcool digéré de pimprenelle.
Wirt.	81.	Idem.	*de pin.*	Alcool digéré de pin, alcool de cochléaria digéré sur des bourgeons de pin.
Ph. Quincy.	128.	Idem.	*purgative aromatique.*	
Mor.	III. 116.	Idem.	*de Rabel.*	Alcool sulfurique. Eau de Rabel blanche.
Mor.	III. 116.	Idem.	» *rouge.*	Alcool sulfurique rouge, (coloré artificiellement).
L. ch.	485.	Idem.	*de romarin.*	Huile volatile de romarin.
Mor.	II. 265.	Idem.	*de roses.*	Huile volatile de roses.
Cod.	242.	Idem.	*royale.*	Alcool aphrodisiaque. (Teinture royale).
L. ph.	461.	Idem.	*de safran.*	Alcool digéré de safran.
		Idem.	*de savon.*	Alcool digéré de savon.
Wirt.	82.	Idem.	*de scille.*	Alcool de scille composé.
Wirt.	82.	Idem.	*de scordium.*	Alcool digéré de scordium.
Wirt.	10.	Idem.	» *composée.*	*Diascordium* liquide d'Hoffmann. Alcool digéré de scordium composé.
Wirt.	82.	Idem.	*de serpentaire.*	Alcool digéré de serpentaire.
Wirt.	83.	Idem.	*de spica indica.*	Alcool digéré de Spicanard.
Wirt.	83.	Idem.	*splénétique de Stahl.*	Alcool splénétique de Stahl.
Baumé, Tarif.		Idem.	*de Stahl bézoardique.*	Alcool bézoardique de Stahl.
Wirt.	83.	Idem.	*stomachique polychreste de Gundelsheimer.*	Alcool stomachique polychreste de Gundelsheimer.
Wirt.	83.	Idem.	*de succin alkalisée.*	Alcool distillé et digéré de succin.
Wirt.	10.	Idem.	» *de Gonderws.*	Alcool de succin de Gonderws.
Wirt.	83.	Idem.	» *ordinaire.*	Alcool de succin. (Teinture de succin).
Wirt.	78.	Idem.	*de suie de Clauderius.*	(Liqueur ammoniacale de Clauderius).
Mor.	I. 388.	Idem.	*de térébenthine.*	Huile volatile de térébenthine.
Mor.	I. 588	Idem.	» *rectifiée.*	*Idem*, rectifiée.
Mor.	I. 589.	Idem.	» *à la chaux vive.*	*Idem*, rectifiée sur la chaux vive.
Wirt.	84.	Idem.	*thériacale.*	Alcool thériacal par digestion.
Wirt.	84.	Idem.	*traumatique.*	Alcool traumatique.
Wirt.	85.	Idem.	*de trefle.*	Alcool digéré de trefle d'eau (Teinture de).
Wirt.	85.	Idem.	*de valériane.*	Alcool digéré de valériane (Teinture de).
R. P.		Idem.	*de Vénus.*	Alcool érotique. (Il y en a beaucoup de recettes).
Wirt.	76.	Idem.	*de Wedellius.*	(Essence carminative de Wedellius).
Wirt.	85.	Idem.	*de vincetoxicum.*	Alcool digéré de dompte-venin (Teinture de).
B. ph.	372.	Idem.	*vulnéraire.*	Huile volatile vulnéraire.
Cod.	47.	ESTRAGON.		*Artemisia dracunculus.*

NOMS DES AUTEURS.			NOMS GÉNÉRIQUES.	NOMS SPÉCIFIQUES.	NOMS SYSTÉMATIQUES.
Cod.		50.	ESULE.	*grande.*	*Euphorbia palustris.*
Cod.		4.	Idem.	*petite.*	*Euphorbia cyparissias.*
Cod.		4.	Idem.	*préparée.*	(Macérée dans le vinaigre).
Cod.		113.	ETAIN.		(Métal). *Stannum*, Gm. 310.
B. ch.	II.	498.	Idem.	*arsenical.*	Alliage d'étain et d'arsenic.
B. ch.	II.	371.	Idem.	*de glace.*	Nom du bismuth.
B. ch.	II.	421.	Idem.	*de Malaca en chapeaux.*	(Le plus pur des étains du commerce).
B. ch.	II.	422.	Idem.	» *en roche.*	
Mor.	III.	146.	* ETHER.	*acétique non rectifié.*	
Mor.	III.	146.	Idem.	» *rectifié.*	
Mor.	II.	367.	Idem.	*de castoreum.*	Teinture éthérée de castoreum.
Mor.	III.	142.	Idem.	*marin.*	Ether muriatique.
Mor.	III.	133.	Idem.	*martial.*	(Nouvel éther découvert par Trausmondorff).
Mor.	III.	133.	Idem.	*nitrique ou nitreux.*	Ether nitrique.
Mor.	III.	133.	Idem.	» *rectifié.*	*Idem*, rectifié.
Mor.	III.	151.	Idem.	*phosphoré.*	
Mor.	III.	152.	Idem.	*phosphorique.*	
Mor.	III.	123.	Idem.	*sulfurique.*	Ether vitriolique.
Mor.	III.	123.	Idem.	» *rectifié.*	*Idem*, rectifié.
Cod.		267.	ETHIOPS.	*martial.*	Oxide de fer noir.
Cod.		208.	Idem.	*minéral.*	(Il y en a deux espèces. V. Œthiops).
Mor.	III.	309.	Idem.	*selon Malouin.* (*Ethiops*).	(Antimonial), sulfure d'antimoine mercuriel.
Cod.		50.	EUPURATOIRE.	*d'Avicenne.*	*Eupatorium cannabinum.*
L. D. S.		126.	Idem.	*femelle.*	(Bident), *bidens tripartita.*
Geoff.		130.	Idem.	*de Mésué.*	*Achillea ageratum.*
Cod.		50.	EUPHORBE.		*Euphorbia officinarum.*
Cod.		50.	EUPHRAISE.		*Euphrasia officinalis.* (L'herbe).
Cod.		56.	EXTRAIT.	*d'absinthe.*	
B. ph.		271.	Idem.	» *au vin.*	
B. ph.		239.	Idem.	*d'aconit.*	
Cod.		17.	Idem.	*d'agaric.*	
Cod.		58.	Idem.	*d'aloès.*	
B. ph.		549.	Idem.	» *au suc de fraises.*	
Cod.		58.	Idem.	» *gommeux.*	
Ph. Autrichien.			Idem.	*amer.*	
Wirt.		86.	Idem.	*d'angélique.*	
Wirt.		86.	Idem.	*anodin.*	
Wirt.		86.	Idem.	*d'aristoloche clématite.*	

* V. M. Ch. III. 237 et suivans.

NOMS DES AUTEURS.		NOMS GÉNÉRIQUES.	NOMS SPÉCIFIQUES.	NOMS SYSTÉMATIQUES.
Wirt.	86.	EXTRAIT.	*d'aristoloche longue.*	
Wirt.	86.	Idem.	» *ronde.*	
B. ph.	241.	Idem.	*d'armoise.*	
Wirt.	86.	Idem.	*d'asarum.*	(Cabaret).
Cod.	57.	Idem.	*d'aunée.*	
Alib.	II. 331.	Idem.	*de bardane.*	
L. ph.	854.	Idem.	*de baies de genièvre.*	
		Idem.	*de bécabunga.*	
B. ph.	240.	Idem.	*de belladona.*	
Wirt.	87.	Idem.	» *anodine de Wirtemberg.*	
Wirt.	87.	Idem.	*bézoardique de Camerarius.*	
Wirt.	89.	Idem.	*de bois d'aloès.*	
Ph. Lond.	II. 44.	Idem.	» *de campêche.* (Ph. Edimb. 149).	
Wirt.	89.	Idem.	» *de gayac.*	
B. ph.	233.	Idem.	*de bourrache.*	
Wirt.	87.	Idem.	*de bryone.*	
B. ph.	233.	Idem.	*de buglose.*	
B. ph.	263.	Idem.	*de cachou.*	
Wirt.	86.	Idem.	*de calamus aromaticus.*	(Roseau aromatique, *acorus calamus*).
		Idem.	*de camomille romaine.*	
		Idem.	*de canelle.*	
Wirt.	68.	Idem.	*de cascarille gommeux.*	
Wirt.	86.	Idem.	» *résineux.*	
Wirt.	86.	Idem.	» *résino-gommeux.*	
B. ph.	248.	Idem.	*de casse.*	
Wirt.	87.	Idem.	*de castoreum.*	
Wirt.	87.	Idem.	*cathartique amer de Londres.*	
Wirt.	88.	Idem.	*Catholicum de Wirtemberg.*	
Cod.	56.	Idem.	*de centaurée (petite).*	
		Idem.	*de centinode.*	
Baumé, Tarif.		Idem.	*de cerfeuil.*	
Cod.	56.	Idem.	*de chamœdris.*	(Germandrée, petit chêne).
B. ph.	241.	Idem.	*de chamœpitis.*	(Yvette).
Cod.	56.	Idem.	*de chardon-bénit.*	
B. ph.	271.	Idem.	» *au vin.*	

NOMS DES AUTEURS.		NOMS GÉNÉRIQUES.	NOMS SPÉCIFIQUES.	NOMS SYSTÉMATIQUES.
Cod.	56.	EXTRAIT.	*de chicorée.*	
		Idem.	*de chiendent.*	
B. ph.	233.	Idem.	*de cigüe.*	
B. ph.	235.	Idem.	» *à la manière de Storck.*	
B. ph.	233.	Idem.	*de cochléaria.*	
Cod.	57.	Idem.	*de coloquinte.*	
B. ph.	235.	Idem.	*de concombre sauvage.*	(*Elaterium*).
Baumé, Tarif.		Idem.	*de contrayerva.*	
B. ph.	242.	Idem.	*de coquelicot.*	
B. ph.	233.	Idem.	*de cresson.*	
Wirt.	88.	Idem.	*diacarthami.*	
Mor.	I. 358.	Idem.	*de dompte-venin.*	
		Idem.	*de douce-amère.*	
Baumé, Tarif.		Idem.	*d'eau générale.*	
Baumé, Tarif.		Idem.	» *hystérique.*	
		Idem.	*d'élixir de Garus.*	
B. ph.	213.	Idem.	» *de propriété.*	
B. ph.	241.	Idem.	*d'enula campana.*	
		Idem.	*d'eryngium.*	(Panicant).
		Idem.	*d'eresymum.*	(Velar, Tortelle, etc.).
Mor.	II. 361.	Idem.	*de fiel de bœuf.*	
		Idem.	» *de porc.*	
		Idem.	» *de veau.*	
Baumé, Tarif.		Idem.	*de fleurs de carthame.*	
Wirt.	86.	Idem.	» *d'hypericum.*	(Mille-pertuis).
Baumé, Tarif.		Idem.	» *d'oranges.*	
Baumé, Tarif.		Idem.	» *de sureau.*	
Cod.	56.	Idem.	*de fumeterre à l'eau.*	
B. ph.	271.	Idem.	» *au vin.*	
B. ph.	243.	Idem.	*de galanga.*	
B. ph.	243.	Idem.	*de garance.*	
B. ph.	245.	Idem.	*de gayac.*	
		Idem.	*de genet.*	
Cod.	56.	Idem.	*de genièvre.*	
Cod.	57.	Idem.	*de gentiane.*	
Cod.	18.	Idem.	*de gratiole.*	
B. ph.	232.	Idem.	*de groseilles.*	Rob de groseilles. Suc épaissi des groseilles.
		Idem.	*d'ellébore.*	

NOMS DES AUTEURS.		NOMS GÉNÉRIQUES.	NOMS SPÉCIFIQUES.	NOMS SYSTÉMATIQUES.
Cod.	57.	EXTRAIT.	*d'ellébore noir.*	
B. ph.	241.	Idem.	*d'houblon.*	
B. ph.	276.	Idem.	*de jalap gommeux.*	
Code phar.	139.	Idem.	» *gommo-résineux.*	
Code phar.	137.	Idem.	» *résineux.*	
B. ph.	240.	Idem.	*de jusquiame.*	
Wirt.	87.	Idem.	*d'iris de Florence.*	
Wirt.	87.	Idem.	» *Nostras.*	
Alib.	II. 108.	Idem.	*de laitue vireuse.*	
Cod.	58.	Idem.	*de laudanum.*	
Cod.		Idem.	*de lierre terrestre.*	
Cod.	56.	Idem.	*de lupin.*	
B. ph.	241.	Idem.	*de Mahaleb.*	(De semences de).
Mor.	III. 326.	Idem.	*de Mars.*	
Wirt.	90.	Idem.	» *avec le suc de pommes.*	
Wirt.	89.	Idem.	*de marocostin.*	
Baumé, Tarif.		Idem.	*de mélisse.*	
Wirt.	86.	Idem.	*de méchoacan.*	
Baumé, Tarif.		Idem.	*de menthe crépue.*	
		Idem.	» *des jardins.*	
		Idem.	» *poivrée.*	
B. ph.	241.	Idem.	*de mille-feuilles.*	
		Idem.	*de morelle.*	
Baumé, Tarif.		Idem.	*de myrrhe gommeux.*	
Baumé, Tarif.		Idem.	» *résineux.*	
Baumé, Tarif.		Idem.	*de myrte.*	
B. ph.	239.	Idem.	*de nerprun.*	Rob de nerprun.
B. ph.	244.	Idem.	*de nicotiane.*	
L. ch.	668.	Idem.	*de noix.*	
Baumé, Tarif.		Idem.	» *muscades.*	
Mor.	I. 366.	Idem.	*d'oignons.*	
Cod.	58.	Idem.	*d'opium du Codex.*	(*Laudanum opiatum*).
Wirt.	96.	Idem.	» *cydonié de Wirtemberg.*	
Ph. Quincy.	457.	Idem.	» *de Goddard.*	
		Idem.	» *gommeux ou muqueux.*	
B. ph.	257.	Idem.	» *avec le suc de coings de Langelot.*	

NOMS DES AUTEURS.		NOMS GÉNÉRIQUES.	NOMS SPÉCIFIQUES.	NOMS SYSTÉMATIQUES.
B. ph.	251.	EXTRAIT.	*d'opium par longue digestion.*	
B. ph.	257.	Idem.	» *par fermentation.*	
		Idem.	» *sec.*	
		Idem.	» *selon Bucquet.*	
Mor.	I. 347.	Idem.	» *selon Josse.*	
Mor.	I. 347.	Idem.	*d'origan.*	
Mor.	I. 354.	Idem.	*d'ortie grièche.*	
B. ph.	233.	Idem.	*d'oseille.*	
Mor.	I. 362.	Idem.	*panchymagogue.*	(Pilules panchymagogues).
Cod.	59.	Idem.	» *de Crollius.*	
Wirt.	91.	Idem.	» *de Quercetan.*	
Wirt.	91.	Idem.	» *de Wirtemberg.*	
		Idem.	*de panicaut.*	
Mor.	I. 359.	Idem.	*de patience sauvage.*	
B. ph.	244.	Idem.	*de pavots blancs.*	
Mor.	II. 350.	Idem.	» *rouges.*	
Baumé, Tarif.		Idem.	*de phytolacca.*	
Baumé, Tarif.		Idem.	*phlegmagogue de Crollius.*	
Wirt.	91.	Idem.	» *de Quercetan.*	
Wirt.	87.	Idem.	*de pimprenelle.*	
Wirt.	85.	Idem.	*de pin.*	
Ph. Autrich.		Idem.	*de pissenlit.*	
Wirt.	87.	Idem.	*de pivoine.*	
Wirt.	85.	Idem.	*de plantain.*	
Cod.	57.	Idem.	*de polypode.*	
Baumé, Tarif.		Idem.	*pour l'emplâtre diabotanum.*	
Cod.	58.	Idem.	*de quinquina à l'eau.*	
Baumé, Tarif.		Idem.	» *au vin.*	
Ph. Edimb. / Code phar.	159.	Idem.	» *gommo-résineux, de la pharmacopée d'Edimbourg.*	
		Idem.	» *résineux.*	
B. ph.	265.	Idem.	» *sec.*	(Sel essentiel de quinquina). Extrait sec de quinquina.
Mor.	I. 359.	Idem.	*de racine de fougère.*	
Alib.	I. 126.	Idem.	*de ratanhia.*	
Cod.	57.	Idem.	*de réglisse.*	
Baumé, Tarif.		Idem.	» *préparé à froid.*	

NOMS DES AUTEURS.		NOMS GÉNÉRIQUES.	NOMS SPÉCIFIQUES.	NOMS SYSTÉMATIQUES.
B. ph.	270.	EXTRAIT.	*de réglisse d'Espagne.*	Suc de réglisse de commerce.
		Idem.	*de rhapontic.*	
Cod.	57.	Idem.	*de rhubarbe.*	
		Idem.	» *gommo-résineux.*	
Wirt.	85.	Idem.	*de rhue.*	
Baumé, Tarif.		Idem.	*de romarin.*	
Cod.	II. 6.	Idem.	*de Rudius.*	(Pilules de Rudius).
Vanmons, ph. M.*		Idem.	*du rhus toxicodendron.*	(*Rhus radicans*).
Wirt.	85.	Idem.	*de sabine.*	
B. ph.	241.	Idem.	*de safran.*	
Wirt.	85.	Idem.	*de salsepareille.*	
Mor.	I. 359.	Idem.	*de saponaire.*	
Wirt.	87.	Idem.	*de sassafras.*	
B. ph.	387.	Idem.	*de Saturne.*	Acétite de plomb liquide.
L. ph.	387.	Idem.	» *sec.*	Acétite de plomb. (Sel de Saturne).
B. ph.	244.	Idem.	*de scabieuse.*	
B. ph.	276.	Idem.	*de scamonée gommeux.*	
Code phar.	1197.	Idem.	» *résineux.*	
B. ph.	241.	Idem.	*de scordium.*	Chamaras, (*teucrium scordium*).
		Idem.	*de scorsonère.*	
		Idem.	*de semen contra.*	
Cod.	58.	Idem.	*de séné.*	
B. ph.	269.	Idem.	*sel de fumeterre.*	Sel essentiel de fumeterre de la Garaye.
Mor.	I. 366.	Idem.	» *de gratiole.*	*Idem*, de gratiole.
B. ph.	269.	Idem.	» *d'oignons.*	*Idem*, d'oignons.
B. ph.	269.	Idem.	» *de pareira brava.*	*Idem*, de pareira brava.
B. ph.	265.	Idem.	» *de quinquina.*	*Idem*, de quinquina.
B. ph.	270.	Idem.	» *de réglisse.*	*Idem*, de réglisse.
B. ph.	269.	Idem.	» *de rhubarbe.*	*Idem*, de rhubarbe.
B. ph.	240.	Idem.	» *de séné.*	*Idem*, de séné.
		Idem.	*de souci.*	
		Idem.	*de squine.*	
B. ph.		Idem.	*de sureau.*	Rob de sureau. Suc épaissi du sureau.
B. ph.	239.	Idem.	*de stramonium.*	(Stramoine) *datura stramonium.*
		Idem.	*de tabac.*	
B. ph.	249.	Idem.	*de tamarin.*	
Wirt.	85.	Idem.	*de tanaisie.*	
		Idem.	*de teinture de Mars tartarisée.*	

* Mor. I. 356.

NOMS DES AUTEURS.		NOMS GÉNÉRIQUES.	NOMS SPÉCIFIQUES.	NOMS SYSTÉMATIQUES.
Mor.	360.	EXTRAIT.	*de têtes de pavots blancs.*	
		Idem.	*de thériaque.*	
B. ph.	290.	Idem.	*de thym.*	
Wirt.	87.	Idem.	*de tormentille.*	
Cod.	56.	Idem.	*de trèfle d'eau.*	
Wirt.	86.	Idem.	*de turbith.*	
Mor.	I. 565.	Idem.	*de valériane major.*	(De racine de).
Baumé, Tarif.		Idem.	» *minor.*	
		Idem.	*de véronique.*	
B. ph.	382.	Idem.	*de vinaigre.*	
Cod.	241.	Idem.	*de vincetoxicum.*	(Dompte-venin).
		Idem.	*de vulnéraires.*	(De plantes vulnéraires).
B. ph.	246.	Idem.	*de zédoaire.*	
B. ph. *	285.	EXTRAITS.	*de plantes distillées.*	

F.

B. ph.	183.	FALTRANCK **.		Espèces vulnéraires.
Cod.	51.	FARINE.	*d'avoine grossière.*	Gruau d'avoine.
Cod.	51.	Idem.	*de fèves.*	(*Farina fabarum*).
Cod.	51.	Idem.	*de fenugrec.*	(*Farina fœnugreci*).
Cod.	51.	Idem.	*ou folle farine.*	(*Farina volatilis*).
Cod.	51.	Idem.	*de froment, (la fleur).*	(*Farina siliginea*).
Cod.	51.	Idem.	*de lin.*	(*Farina lini*).
Cod.	51.	Idem.	*de lupin.*	(*Farina lupini*).
Cod.	51.	Idem.	*de maïs.*	(*Farina zeæ*).
		Idem.	*de marrons d'Inde.*	(*farina æsculi hipocastani*).
		Idem.	*de moutarde.*	(*Farina sinapi*).
Cod.	51.	Idem.	*ordinaire.*	(*Farina triticea*).
		Idem.	*d'orge.*	(*Farina hordacea*).
Cod.	51.	Idem.	*d'orobe.*	(*Farina orobi*).
Cod.	51.	Idem.	*de seigle.*	(*Farina secatina*).

(Dénominations latines du Codex.)

* Décoction des plantes après la distillation des eaux, amenée à l'état d'extrait. On trouve encore dans certains ouvrages les extraits divisés en cinq classes, à raison de leur nature et propriété :

1°. Extraits mucilagineux ;

2°. Extraits gommo-résineux ;

3°. Extraits résineux ;

4°. Extraits savonneux ;

5°. Extraits extracto-résineux ou extractifs ; mais cette division due à Rouelle, ne peut plus être admise, l'extrait n'étant point une substance homogène, et variant dans sa composition suivant la nature des plantes qui le fournissent.

** Mot Allemand.

NOMS DES AUTEURS.	NOMS GÉNÉRIQUES.	NOMS SPÉCIFIQUES.	NOMS SYSTÉMATIQUES.
Cod. 51.	FARINES.	*résolutives*, (*les quatre*).	(Orge, fèves, orobe et lupin).
L. D. S. 715.	FAUX CORAIL.		(Plante de mer).
L. D. S. 715.	» DICTAME.		*Marubium pseudodictamnus.*
El. ch. F. III. 22.	» FOIE D'ANTIMOINE.		Scorie vitreuse qu'on obtient d'un mélange de nitrate de potasse et d'antimoine non poussé à la fonte, donne naissance au safran des métaux. (Ch. Lemery, 279. Macq. 527)
L. D. S. 896.	» TURBITH.		Synonyme de diverses espèces de séseli.
R. P.	FÉBRIFUGE DE BOULLEMER.		Voyez Bulletin de Pharmacie, n°.
Cod. 10.	FÉCULES.	*d'arum.*	Fécule (l'un des principes immédiats des végétaux) retirée de la racine de l'*arum vulgare.*
Cod. 10.	Idem.	*de bryone.*	» retirée de la racine du *bryonia alba.*
Mor. I. 259.	Idem.	*de chélidoine.*	» retirée de la racine du *chelidonium majus.*
Mor. I. 259.	Idem.	*de chiendent.*	» retirée de la racine du *triticum repens.*
Mor. I. 259.	Idem.	*de colchique.*	» retirée de la racine du *colchicum autumnale.*
Mor. I. 259.	Idem.	*de filipendule.*	» retirée de la racine du *spiræa filipendula.*
Mor. I. 259.	Idem.	*de glands de chêne.*	» retirée du fruit du *quercus robur.*
Mor. I. 259.	Idem.	*de glaïeul.*	» retirée de la racine du *gladiolus communis.*
Mor. I. 259.	Idem.	*d'ellébore.*	» retirée de la racine de l'*elleborus niger.*
Cod. 10.	Idem.	*d'iris.*	» retirée de la racine de *l'iris Florentina.*
Mor. I. 259.	Idem.	*de la mancenille.*	» retirée du fruit de l'*hippomane mancenilla.*
Mor. I. 259.	Idem.	*de mandragore.*	» retirée de la racine de l'*atropa mandragora.*
Mor. I. 259.	Idem.	*de manioc.*	» retirée de la racine du *jatropha manioc.*
Mor. I. 259.	Idem.	*de marrons d'Inde.*	» retirée du fruit de l'*æsculus hipocastanum.*
Code phar. 122.	Idem.	*de pommes de terre.*	» retirée des tubercules du *solanum tuberosum.*
Mor. I. 259.	Idem.	*de sagou.*	» retirée des tiges du *cycas circinalis*, etc.
Mor. I. 259.	Idem.	*de serpentaire.*	» retirée de la racine de l'*aristolochia serpentaria.*
L. D. S. 235.	FÉLONGUE.		Nom de la chélidoine.
Cod. 52.	FENOUIL.		Anet usuel, *anethum graveolens.*
Cod. 52.	Idem.	*doux.*	*Anethum fœniculum.*
L. D. S. 565.	Idem.	*de Florence.*	*Anethum fœniculum.*
	Idem.	*de mer.*	(Nom de la perce-pierre).
L. D. S. 674.	Idem.	*de porc.*	Nom de la queue de pourceau. *Peucedanum officinale.*
L. D. S. 674.	Idem.	*puant.*	*Anethum graveolens.*
L. D. S. 365.	Idem.	*des vignes.*	(Le même que ci-dessus).
L. D. S. 813.	Idem.	*tortu.*	Nom du séseli de Marseille.
Cod. 53.	FENUGREC.		*Trigonella fœnugræcum.*

www.ingramcontent.com/pod-product-compliance
Ingram Content Group UK Ltd.
Pitfield, Milton Keynes, MK11 3LW, UK
UKHW021601260726
13993UKWH00002B/970